Saloni Tyagi
Padmanabh Jha

Tratamento do ápice aberto

Saloni Tyagi
Padmanabh Jha

Tratamento do ápice aberto

ScienciaScripts

Imprint

Cover image: www.ingimage.com

This book is a translation from the original published under ISBN 978-620-7-64774-3.

Publisher:
Sciencia Scripts
is a trademark of
Dodo Books Indian Ocean Ltd. and OmniScriptum S.R.L publishing group

120 High Road, East Finchley, London, N2 9ED, United Kingdom
Str. Armeneasca 28/1, office 1, Chisinau MD-2012, Republic of Moldova, Europe
Printed at: see last page
ISBN: 978-620-7-67330-8

Índice

INTRODUÇÃO

Os dentes desempenham papéis fisiológicos cruciais nas nossas actividades diárias, contribuindo significativamente para funções como a mastigação e a fala. Cada dente é composto por duas partes anatómicas primárias: a coroa e a raiz. É importante ressaltar que a raiz do dente é um elemento essencial na função da dentição, pois ancora os dentes à maxila ou à mandíbula. Além disso, durante a mastigação e os estados de repouso, a raiz ajuda a transmitir e equilibrar as forças oclusais através das PDLs para os ossos maxilares e serve de passagem para o feixe neurovascular que fornece fluxo sanguíneo, nutrição e sensação aos nossos dentes.[1] **(Fig.1)**

O desenvolvimento do dente é um processo fisiológico complexo que inclui as fases de botão, capa e sino, desenvolvimento da raiz do dente e erupção dentária. Tal como acontece com a maioria dos órgãos ectodérmicos, o desenvolvimento dentário ocorre através de uma série de interacções recíprocas entre células epiteliais e mesenquimais. O desenvolvimento do dente inicia-se com um espessamento do epitélio oral, que eventualmente se torna a lâmina dentária. Nesta fase, o epitélio exibe o chamado potencial indutivo odontogénico e é capaz de induzir o início do desenvolvimento dentário quando recombinado com o mesênquima derivado da crista neural não odontogénica.[2] A lâmina dentária invagina-se então no mesênquima subjacente derivado da crista neural craniana (CNC) para formar o botão dentário. O mesênquima condensa-se em torno do botão dentário epitelial e, através da expressão de um conjunto particular de factores de transcrição e moléculas de sinalização, ganha a capacidade de instruir a morfogénese dentária.[3]

Após a formação da coroa estar quase completa, a raiz do dente começa a desenvolver-se com a orientação da dupla camada da bainha epitelial, denominada bainha epitelial radicular de Hertwig[1] S (HERS). A BHE é formada pelo epitélio externo e interno do esmalte no anel cervical da coroa e cresce na direção apical. Morfologicamente, a bainha epitelial radicular está localizada entre as duas regiões do mesênquima derivado da crista neural: a papila dentária e o folículo dentário. Quando a HERS cresce apicalmente, as células da papila dentária adjacentes à camada epitelial interna da HERS e à membrana basal epitelial são induzidas a se tornarem odontoblastos e, posteriormente, a formar a dentina radicular.[4] Após a formação da dentina radicular, a bainha epitelial radicular que envolve a raiz começa a ser interrompida ou perfurada. A formação de uma estrutura semelhante a uma malha na HERS permite que as células do folículo pericoronário entrem em contacto com a superfície da dentina radicular recém-formada através da bainha epitelial da raiz. Estas células foliculares dentárias diferenciam-se em cementoblastos para formar o cemento. Além disso, algumas das células HERS sofrem uma transição epitelial para mesenquimal para se tornarem cementoblastos e formarem o cemento. Ao mesmo tempo, as fibras de colagénio segregadas pelas células do folículo dentário são incorporadas na nova matriz de cemento e fixam a raiz no osso maxilar. Após o desenvolvimento e alongamento da raiz do dente, este irrompe na cavidade oral para estabelecer contactos oclusais com os dentes opostos e desempenhar a sua função fisiológica.[5]

DIFERENCIAÇÃO CELULAR DA RAIZ DO DENTE

Durante o desenvolvimento da raiz do dente, todos os tecidos duros funcionais são formados por três tipos de células: HERS, células mesenquimais da papila dentária e células do folículo dentário, que formam complexos apicais em desenvolvimento.[51] Os complexos apicais em desenvolvimento estão localizados na região apical do dente em desenvolvimento e podem desenvolver uma raiz dentária inteira *in vitro,* independentemente sem uma coroa. Os tecidos duros da raiz, dentina e cemento, são formados por odontoblastos e cementoblastos, que são derivados do mesênquima dentário.[6]

FORMAÇÃO DE DENTINA

A dentina é um tecido amarelo pálido que é o principal componente da estrutura dura do dente, cobrindo a polpa dentária. No início do desenvolvimento da raiz, as duas camadas do HERS formam-se antes do aparecimento da dentina radicular. A membrana basal do HERS é secretada pelas células epiteliais e mesenquimais dentárias e actua como indutor da diferenciação dos odontoblastos. A laminina 5 é secretada pelo HERS e pode induzir a fixação, o crescimento, a migração e a diferenciação das células da papila dentária. O HERS também segrega o fator de crescimento transformador beta (TGF-β), que induz a diferenciação das células da papila dentária em odontoblastos. Se a continuidade do HERS for interrompida, as células da papila dentária não se diferenciam. Assim, o HERS é fundamental para a formação da dentina radicular. ^1

Formação de cimento

A raiz do dente maduro dos mamíferos é coberta por cemento na sua superfície e é estabilizada por fibras do ligamento periodontal, que estão embebidas tanto no cemento como no osso alveolar. O cemento contém cemento acelular e celular. Na maioria dos dentes, o cemento celular cobre o terço apical da raiz, e o cemento acelular cobre o restante. O cemento celular é um tecido mineralizado semelhante ao osso, fixado na superfície da dentina da raiz ou, em alguns casos, do esmalte. A formação do cemento começa quando as células epiteliais do HERS e as células mesenquimais do folículo pericoronário estão próximas da superfície da raiz em desenvolvimento.[2]

FORMAÇÃO DO LIGAMENTO PERIODONTAL

O ligamento periodontal é derivado do folículo dentário. Depois de interagir com o HERS, os pró-fibroblastos migram para a superfície da raiz e para a superfície do osso alveolar. As pequenas e curtas fibras de colagénio fixam-se à superfície da raiz e crescem para o espaço periodontal. As fibras incorporadas no cemento são denominadas fibras de Sharpey[1] S. A disposição destas fibras na fase inicial do desenvolvimento da raiz é desordenada. Mais tarde, os fibroblastos, pré-fibroblastos e células estaminais no folículo dentário são activados e as fibras tornam-se espessas e bem organizadas. Estas fibras fortes são importantes para a ligação entre a raiz e o osso alveolar e para estabilizar o dente no osso alveolar de forma segura para a função de mastigação.[8]

INTERACÇÃO ENTRE O EPITÉLIO E O MESÊNQUIMA DURANTE O DESENVOLVIMENTO DO DENTE

As interacções epiteliais mesenquimais (IME) são descritas como uma série de comunicações programadas, sequenciais e recíprocas (complexas e multifásicas) entre o epitélio e o mesênquima com a sua população celular heterotípica, que resultam na diferenciação de uma ou de ambas as populações celulares. As interacções entre o tecido ectodérmico e o tecido mesenquimal subjacente estão na base do mecanismo central que regula a morfogénese dos dentes. A morfogénese do dente é um processo progressivo regulado por interacções sequenciais e recíprocas entre os tecidos epiteliais e mesenquimais, durante o qual o ectoderma oral simples engrossa, brota, cresce e dobra-se para formar a forma complexa da coroa do dente. O sistema de classificação morfológica do desenvolvimento do dente divide essas mudanças em estágios, a saber, os estágios de broto, capa e sino. As estruturas envolvidas nas fases de desenvolvimento do dente incluem o órgão do esmalte, as papilas dentárias e o saco dentário.[9]

O órgão do esmalte deriva do ectoderma, enquanto as papilas dentárias e o saco dentário são de origem mesodérmica. O órgão do esmalte é composto por ameloblastos, o *retículo estrelado* e as células do *estrato intermédio.* As papilas dentárias são constituídas por odontoblastos e células mesenquimatosas. O epitélio dentário da raiz é diferente do da coroa. Ao contrário das células epiteliais da coroa, as células HERS não respondem a certos sinais do mesênquima dentário e não se diferenciam em ameloblastos. A função das células HERS também não é a mesma que a do epitélio da coroa. O HERS funciona como um indutor da diferenciação de odontoblastos e cementoblastos, do crescimento radicular e da divisão do forame apical dentário, e pode ajudar a determinar o número de raízes. Algumas das células epiteliais da bainha da raiz diferenciam-se diretamente em cementoblastos ou cementócitos durante o desenvolvimento da raiz.[1101]

O HERS também desempenha um papel essencial na determinação

do número de raízes. Aproximadamente no 12° dia pós-natal, os processos vestibulares e linguais do primeiro molar do rato - o dente multirradicular - crescem horizontalmente e contactam entre si para formar a furca do dente e dar origem ao contorno da raiz. Após a segregação em canais multirradiculares, cada raiz continua o seu alongamento para completar a formação da raiz.[4] **(Fig. 2)**

O SEU DESTINO

A maioria das células HERS está ligada à superfície do cemento e outras separam-se para se tornarem o resto epitelial de Malassez. As células HERS secretam componentes da matriz extracelular na superfície da dentina antes de as células do folículo pericoronário penetrarem na rede HERS para entrar em contacto com a dentina. As células HERS também participam do desenvolvimento do cemento e podem se diferenciar em cementócitos. Foram propostos pelo menos seis resultados possíveis para as células HERS:

(i) Tornando-se o resto epitelial de Malassez:- Foi relatado que a balnha da raiz migra em direção ao ligamento periodontal e eventualmente se desintegra durante o desenvolvimento da raiz. Estas células residuais de HERS existem como restos de células epiteliais de Malassez no ligamento periodontal adulto. Embora não haja um consenso geral sobre as funções dos restos celulares epiteliais de Malassez, as evidências acumuladas sugerem que os papéis putativos dos restos celulares epiteliais de Malassez no ligamento periodontal adulto incluem a manutenção da homeostase do ligamento periodontal para prevenir a anquilose e manter o espaço do ligamento periodontal, prevenir a reabsorção radicular, servir como alvo durante a inervação do ligamento periodontal e contribuir para a reparação do cemento.

(ii) Apoptose:- Na maioria dos tecidos, a proliferação de células é equilibrada pelo processo de morte celular programada, ou seja, apoptose. É possível que a morte celular programada possa desempenhar um papel significativo na renovação e na função dos restos de Malassez. Algumas células HERS podem sofrer apoptose a um ritmo representativo dos tecidos em desenvolvimento.

(iii) Incorporação na frente de avanço do cemento:- Estudos usando K14 como marcador para células HERS e restos de Malassez revelaram a incorporação de células epiteliais ao longo da superfície da raiz, bem como na ponta apical da raiz. As micrografias indicam que, antes da incorporação na camada de cemento, as células epiteliais ficaram encapsuladas e foram engolidas pela matriz mineralizante do cemento.

(Iv)Interação epitelial-mesenquimal:- Estudos analisaram as interacções epitelial-mesenquimal que ocorrem durante as fases iniciais da formação das raízes dos molares do rato, utilizando microscopia de luz e eletrónica. As células epiteliais de Hertwig[1] S perdem a sua forma cuboidal e tornam-se achatadas, aparentemente misturando-se com as células do mesênquima folicular. Ao nível do microscópio de luz e de electrões, foram utilizadas técnicas de imunoperoxidase para localizar a fibronectina, a laminina e o colagénio de tipo IV. Estes parecem estar intimamente associados à diferenciação celular e à deposição de matriz nas raízes dentárias em desenvolvimento.

(V)Diferenciação em cementoblastos:- Existem provas na literatura que demonstram que as células HERS humanas são capazes de controlar a diferenciação das células estaminais do ligamento periodontal (PDLSC) e que as células HERS passam pela transição epitelial-mesenquimal para dar origem a células formadoras de cemento. No entanto, o mecanismo subjacente pelo qual as células HERS regulam a diferenciação das PDLSC é desconhecido. Além disso, não é claro que parte específica das células HERS sofre a transição epitelial-mesenquimal e que parte das células HERS resiste à transição epitelial-mesenquimal, em grande parte devido à dificuldade de isolar subpopulações de células HERS.[11]

CLASSIFICAÇÃO CVEKS DO DESENVOLVIMENTO RADICULAR

Foram propostos vários sistemas de classificação do grau de formação e maturação das raízes.

A classificação de Cvek oferece características radiográficas didácticas com aplicações clínicas valiosas. **(Fig.3)**

Grupo I = < 1/2 comprimento da raiz

Grupo II = 1/2 comprimento da raiz

Grupo III = 2/3 do comprimento da raiz

Grupo IV = forame apical bem aberto e comprimento radicular quase completo Grupo V = forame apical fechado e desenvolvimento radicular completo. Enquanto o estágio V de Cvek descreve dentes maduros e completamente formados, os quatro estágios restantes descrevem dentes com ápices abertos e uma falta de desenvolvimento apical, mas com diferenças morfológicas significativas. Os estádios I, II e III de Cveks indicam aberturas apicais largas e divergentes, os canais radiculares são significativamente mais largos no plano vestíbulo-lingual do que no plano mesio-distal, a porção terminal da raiz é irregular e o diâmetro do forame apical é maior do que o lúmen do canal radicular. Em contraste, o estágio IV está associado a um comprimento radicular notável e paredes apicais convergentes.[12]

FASE DE DESENVOLVIMENTO DENTÁRIO DE NOLLA

Nolla[1] S stages of tooth development é um sistema de classificação utilizado para descrever as várias fases de desenvolvimento dos dentes permanentes. Desenvolvido por Jaakko Nolla, um odontologista finlandês, este sistema é amplamente utilizado na investigação dentária e em contextos clínicos. Ele fornece uma estrutura cronológica para a compreensão dos estágios de maturação do dente com base no grau de mineralização e formação da coroa.

Fase O: Ausência de coroa

Fase 1: Presença de cripta

Fase 2: Calcificação inicial

Etapa 3: Um terço da coroa está concluído

Etapa 4: Dois terços da coroa concluídos

Etapa 5: Coroa quase concluída

Fase 6: Coroa terminada

Fase 7: Um terço da raiz concluída

Etapa 8: Dois terços da raiz concluídos

Etapa 9: Raiz quase concluída

Fase 10: Extremidade apical da raiz concluída[13] **(Fig.4)**

MOORREES, FANNING E SISTEMA DE CAÇA

O sistema de classificação de Moorrees, Fanning e Hunt (MFH) é um sistema de classificação do desenvolvimento dentário que descreve as fases de desenvolvimento dos dentes. Foi concebido principalmente para a dentição permanente, com especial incidência nos incisivos, caninos e pré-molares. As fases baseiam-se na sequência cronológica da formação das cúspides e no fecho dos sulcos de desenvolvimento. No entanto, é importante notar que este sistema não aborda especificamente os terceiros molares ou os dentes decíduos.

Formação da cúspide inicial: C_i

Coalescência de cúspides: Cco

Esboço de cúspide completo: Coc

Coroa meio completa: Cr.1/2

Coroa três quartos completa: Cr.3/4

Coroa completa: Cr.c

Formação inicial de raízes: R_i

Formação inicial da fenda: Cl_i

Comprimento da raiz um quarto completo: R1/2

Comprimento da raiz meio completo: R1/4

Comprimento da raiz três quartos completo: R3/4

Comprimento da raiz completo: Rc

Ápice meio fechado: A1/2

Fecho apical completo: Ac[14] **(Fig.5)**

ETIOLGIA de um ápice aberto

A presença de uma polpa saudável é essencial para o desenvolvimento contínuo da raiz e para o fecho apical, que pode demorar até 3 anos após a erupção do dente. A cárie dentária e o trauma são os desafios mais comuns à integridade de um dente à medida que este amadurece. Quando a polpa sofre alterações inflamatórias ou se torna não vital devido a estes desafios, a formação de dentina e o crescimento radicular cessam.[15]

Compreender a etiologia de um ápice aberto envolve examinar as influências que contribuem para esta condição dentária e é crucial para um diagnóstico preciso e um planeamento de tratamento adequado.

1. **ANOMALIAS DENTÁRIAS:** O dens invaginatus é uma anomalia de desenvolvimento dos dentes resultante de uma invaginação do órgão do esmalte. Oehlers classificou o dens invaginatus com base na interpretação radiográfica do grau de invaginação em três tipos: Tipo I, Tipo II e Tipo III, que é subdividido em Tipo III A e Tipo B III. O Tipo III B invagina-se na raiz comunicando com o ligamento periodontal no forame apical e é revestido normalmente por esmalte e, em casos raros, por cemento.[16] **(Fig.6)**

Nos casos de dens invaginatus, frequentemente apenas uma fina camada de estrutura de tecido duro protege a polpa, e a necrose pode ocorrer logo após a erupção do dente, muitas vezes como resultado de cárie. O dens evaginatus apresenta-se com uma projeção de tecido duro (tubérculo coberto de esmalte) a partir da superfície oclusal ou do cíngulo do dente afetado. Em 43% dos casos, existe tecido pulpar que se estende para o tubérculo. Se o tubérculo fraturar, o que pode ocorrer devido a trauma oclusal, é provável que haja exposição pulpar. Essa exposição pulpar pode resultar em necrose pulpar dos dentes permanentes imaturos, o que interrompe o desenvolvimento radicular.[17] A Odontodisplasia Regional é uma anomalia de desenvolvimento pouco comum dos tecidos duros dentários que afecta os componentes dentários ectodérmicos e mesodérmicos. As câmaras pulpares e os canais estão aumentados e as raízes parecem curtas e atarracadas com ápices abertos.[18]

2. **NECROSE DE PULPA:** O traumatismo ou infeção de um dente numa idade precoce causa a interrupção do desenvolvimento da raiz, levando à formação incompleta da raiz com um canal largo em forma de funil. Os jovens são mais propensos a lesões na altura em que o desenvolvimento da raiz está incompleto. Estas

lesões estão associadas a um risco significativo de os dentes perderem a sua vitalidade. O incisivo central maxilar é o dente mais frequentemente afetado em ambas as dentições.[19] O traumatismo pode cortar total ou parcialmente a irrigação sanguínea apical do dente traumatizado através da deslocação ou esmagamento dos vasos sanguíneos circundantes. Se o suprimento sanguíneo apical não puder ser restabelecido ou for inadequado, ocorrerá necrose pulpar. Os traumatismos entre os 8 e os 10 anos de idade são importantes, uma vez que o desenvolvimento radicular dos dentes permanentes é frequentemente incompleto e a necrose pulpar impede a continuação do desenvolvimento radicular. A necrose pulpar varia com o tipo de trauma dentário da seguinte forma: infração do esmalte (0%), concussão (3%), extrusão (26%), luxação lateral (58%), avulsão (92%), intrusão (94%).[20]

Da mesma forma, a cárie é uma doença multifatorial que envolve bactérias e os seus subprodutos, que podem penetrar na polpa causando inflamação e fibrose do tecido pulpar. A inflamação prolongada ou os insultos repetidos reduzem a capacidade da polpa para se reparar a si própria e, eventualmente, a necrose estender-se-á a todo o canal.

3. RESORÇÃO:

A) *Reabsorção por pressão* - Existem três categorias de reabsorção por pressão: ortodôntica, dentes impactados e quistos e tumores.

(i) Reabsorção apical extensa devido a tratamento ortodôntico

A pressão devido às forças excessivas da movimentação ortodôntica dos dentes comprime o PDL, danifica o cemento e fornece o estímulo contínuo para as células reabsorventes. Verificou-se que, 5 a 10 anos após o término do tratamento, 42,3% dos incisivos centrais superiores, 38,5% dos incisivos laterais superiores e 17,4% dos incisivos inferiores apresentavam reabsorção apical. A inflamação em conjunto com a lesão do revestimento protetor da raiz é a principal causa local da reabsorção radicular inflamatória. A infeção estimula uma resposta inflamatória, resultando na reabsorção de uma superfície radicular suscetível (desprotegida).

(ii) Dentes impactados: Os locais mais comuns de reabsorção externa relacionada com impacção são as raízes distais dos segundos molares e as raízes apicais dos incisivos laterais superiores.

(iii) Résorção devida a quistos e tumores:

Os ameloblastomas mostraram ter um potencial de reabsorção radicular muito maior do que as lesões císticas consideradas. Sugere-se que a capacidade de reabsorção radicular do cisto dentígero pode ser resultado de sua origem a partir do folículo pericoronário, que está associado à reabsorção das raízes dos dentes decíduos durante a sucessão dentária normal.

B) *Reabsorção infecciosa/inflamatória - O trauma* com consequente necrose pulpar ou danos na superfície da raiz é a causa mais comum de reabsorção inflamatória apical ou cervical, respetivamente. As bactérias e os seus subprodutos e produtos de degradação do sistema de canais radiculares entram nos túbulos dentinários da raiz, estimulando a inflamação nos tecidos periodontais adjacentes. Isto leva à reabsorção externa progressiva da raiz.

C) *Idiopática* - A reabsorção radicular externa *idiopática* é pouco frequente e pode aparecer de forma localizada ou múltipla. Deve ser distinguida das doenças sistémicas que podem causar reabsorção radicular externa.

D) *Distúrbios sistémicos* - *Embora* os distúrbios sistémicos que causam a reabsorção radicular sejam raros, devem ser considerados no diagnóstico diferencial da reabsorção radicular externa. Testes hormonais, biópsias e estudos de genes genéticos/moleculares podem ajudar no diagnóstico. Muitas anomalias sistémicas têm sido implicadas. Coletivamente, estas incluem desequilíbrios hormonais, doença de Paget do osso, hiperparatiroidismo, doença de Gaucher

doença de Goltz, hipofosfatasia, síndrome de Papillon-Lefèvre, atrofia hemifacial, doenças renais e hepáticas, hipoplasia dérmica focal (síndrome de Goltz), osteólise expansiva familiar e osteogénese imperfeita. Estas doenças devem ser excluídas em casos de múltiplas reabsorções apicais idiopáticas.[21]

4. **PERDA DE CONSTRIÇÃO APICAL:** O ápice aberto também pode ser iatrogénico, ou seja, induzido pelo operador ou pelo clínico como resultado de uma instrumentação excessiva durante a preparação do canal. Por vezes, a instrumentação

com uma lima maior para além do ápice anatómico provoca o alargamento do forame apical.[22]

5. **RESECÇÃO DA EXTREMIDADE DA RAIZ DURANTE A CIRURGIA PERI RADICULAR:** Os princípios microcirúrgicos na cirurgia apical incluem a produção de uma pequena osteotomia para acesso à extremidade da raiz, a ressecção da extremidade da raiz perpendicular ao longo eixo da raiz, a inspeção da face da raiz ressecada para detetar microestruturas e a preparação de uma microcavidade da extremidade da raiz. Esta face da raiz ressecada e a microcavidade da extremidade da raiz são maiores do que o tamanho habitual do ápice aberto fechado.[23]

PATOGÉNESE DE UM DENTE IMATURO

A morfogénese radicular ocorre sob o controlo da bainha epitelial radicular de Hertwig[1] S (HERS), que determina o número, o comprimento e a forma da raiz, induz a formação de dentina radicular e participa no desenvolvimento do cemento radicular. O ápice imaturo como conseqüência do crescimento apical prejudicado ou prematuramente interrompido da HERS constitui a displasia radicular prevalente, que ocorre devido a trauma e razões desconhecidas, bem como em associação com distúrbios dentinários. Interrupções em várias fases da diferenciação celular, vias de sinalização e interacções tecidulares podem levar a um desenvolvimento incompleto da raiz, resultando, em última análise, num ápice aberto.[24]

PERTURBAÇÃO DA SINALIZAÇÃO CELULAR:

O desenvolvimento dos dentes envolve vias de sinalização complexas entre as células epiteliais e mesenquimais.

A via de sinalização Wnt é uma via que regula aspectos cruciais da determinação do destino celular, migração celular, polaridade celular, padrão neural e organogénese durante o desenvolvimento embrionário e desempenha um papel essencial na morfogénese e diferenciação celular de muitos órgãos, incluindo o dente. O nome Wnt resulta da fusão do nome do gene de polaridade segmentar *wingless* de Drosophila e do nome do seu homólogo vertebrado, *integrated ou int-1.* O sinal Wnt extracelular estimula várias cascatas de transdução de sinal intracelular, incluindo a via canónica ou dependente de Wnt/β-catenina e a via não canónica ou independente de β-catenina.[3]

O papel da sinalização Wnt/β-catenina na diferenciação dos odontoblastos e na dentinogénese foi sugerido pela primeira vez pela expressão de componentes desta via nos odontoblastos. Vários Wnts, mediadores da via de sinalização, como Lef-1 e Axin 2, bem como Dkk1, são expressos em odontoblastos em desenvolvimento. Nos primeiros dias do desenvolvimento embrionário, a expressão de membros da via de sinalização Wnt, tais como Lef1, Wnt10a, Wnt10b, pode ser detectada tanto nas regiões odontogénicas superiores como inferiores. Eventualmente, o núcleo β-catenina é expresso tanto no epitélio como no mesênquima subjacente. A inibição da sinalização Wnt canónica nesta fase pode interromper o desenvolvimento do dente. Por exemplo, a sobreexpressão de Dkk1, um inibidor da sinalização Wnt; a deleção condicional de β-catenina conduzida por

Prx-I-Cre; ou a perda de Lef1, um fator de transcrição a jusante da via Wnt canônica, levam à parada do desenvolvimento do dente no estágio de broto.[25] Além disso, a perda de função de Fgf4, uma molécula a jusante de Lef1/β-catenina, inibe a proliferação de células epiteliais odontogénicas.[26] Além disso, a mutação ou interferência nas moléculas de sinalização envolvidas na formação da raiz pode perturbar a coordenação das actividades celulares necessárias para o alongamento adequado da raiz.

INIBIÇÃO DOS FACTORES DE CRESCIMENTO

Os factores de crescimento desempenham um papel essencial na regulação de vários aspectos do desenvolvimento dentário, incluindo a formação da raiz, e tem sido amplamente defendido que a morfogénese dentária é caracterizada pelas interacções sequenciais entre as células mesenquimatosas derivadas da crista neural craniana e o epitélio estomacal. Os factores de crescimento dos fibroblastos (FGF) são expressos no epitélio dentário ao longo do desenvolvimento do dente. Durante a fase de iniciação da odontogénese, as expressões de *FGF8, FGF9, FGF10, FGF17* e *FGFr2IIIb* são detectadas na região do dente em perspetiva. Na mesma região, após a formação da lâmina dentária, são expressos

FGF8, FGF9, FGF15 e *FGF20*, enquanto a expressão de *Fgf10* no epitélio diminui. À medida que o botão epitelial é formado incessantemente na lâmina dentária, as expressões de *FGF9* e *FGF20* persistem enquanto *FGF3* e *FGF4* são iniciadas.[71] A interrupção ou inibição das vias de sinalização dos factores de crescimento pode impedir a proliferação celular, a diferenciação e a produção da matriz necessária para o alongamento da raiz. Por exemplo, se houver uma deficiência em factores de crescimento como as BMPs (proteínas morfogenéticas ósseas) ou os FGFs (factores de crescimento de fibroblastos), isso pode resultar num crescimento atrofiado da raiz.

PAPEL DA INFLAMAÇÃO PULPAR

As condições inflamatórias na polpa dentária podem afetar negativamente o desenvolvimento da raiz. Quando as bactérias e os seus produtos invadem profundamente os túbulos dentinários, os odontoblastos são as primeiras células pulpares encontradas por estes microrganismos invasores da dentina e detectam os padrões moleculares associados aos agentes patogénicos (PAMPs) partilhados pelos microrganismos através de receptores especializados de reconhecimento de padrões (PRRs) na interface dentina-polpa. Isto desencadeia eventos protectores do hospedeiro, tais como reacções inflamatórias, para produzir uma variedade de mediadores pró-inflamatórios, incluindo quimiocinas e citocinas. Estes atraem várias células inflamatórias e reacções antibacterianas, como a produção de defensinas, para matar microrganismos na proximidade dos odontoblastos, iniciando respostas imunitárias inatas.[27] A inflamação pode alterar o microambiente dentro da polpa, levando a mudanças no comportamento e diferenciação celular. A inflamação crónica pode perturbar a função dos odontoblastos e prejudicar a deposição de dentina, afectando, em última análise, a formação da raiz e o encerramento do ápice. Andreasen *et al* examinaram o desenvolvimento radicular em dentes traumatizados com diferentes graus de inflamação e necrose. Verificaram que os dentes com inflamação crónica ou infeção apresentavam frequentemente perturbações no encerramento da raiz, em comparação com os dentes saudáveis, salientando o efeito prejudicial da inflamação neste processo.[28]

PERTURBAÇÕES VASCULARES

A vascularização adequada é crucial para fornecer nutrientes, oxigénio e factores reguladores ao dente em desenvolvimento e aos tecidos circundantes. Durante o desenvolvimento da raiz, a polpa dentária e os tecidos periapicais necessitam de um rico suprimento sanguíneo para apoiar a proliferação e diferenciação das células envolvidas na apexogénese. O feixe neurovascular segrega factores que contribuem para a manutenção e homeostasia das células estaminais. As perturbações vasculares, como o traumatismo ou a inflamação, podem comprometer o fluxo sanguíneo para a raiz em desenvolvimento, levando à isquemia (redução do fornecimento de sangue) ou à necrose avascular (morte do tecido devido à falta de fluxo sanguíneo). A lesão dos vasos sanguíneos que irrigam a raiz em desenvolvimento provoca uma interrupção do fluxo sanguíneo e prejudica o desenvolvimento da raiz. A isquemia pode resultar na morte de odontoblastos e outras células da polpa, comprometendo ainda mais o desenvolvimento da raiz.[129] ! Hargreaves *et al.* demonstraram que a necrose pulpar leva à interrupção do desenvolvimento radicular em dentes permanentes imaturos. Essa interrupção ocorre devido à interrupção do suprimento sanguíneo e do fluxo de nutrientes para a raiz em desenvolvimento, resultando na parada do crescimento radicular.[30]

CLASSIFICAÇÃO DE UM VÉRTICE IMATURO

Existem dois tipos de ápice aberto:

1. Tipo não-blunderbuss

2. Tipo de bacamarte.

O bacamarte é uma arma do século XVIII que tem um cano curto e largo. A sua origem deriva da palavra holandesa "DONDERBUS" que significa "arma de trovão".[31]

Não é do tipo bacamarte:

- As paredes são paralelas ou ligeiramente convergentes à medida que o canal sai da raiz.
- O ápice pode ser largo (forma cilíndrica) ou ligeiramente afilado (convergente).
- O vértice sem bacamarte corresponde aos estádios 4, 5 e 6 da classificação de Cveks.
- Ao contrário das paredes de dentina potencialmente irregulares de um ápice em "blunderbuss", um dente com um ápice sem "blunderbuss" apresentaria tipicamente uma espessura de dentina consistente em toda a estrutura do

dente.

Tipo de bacamarte:

Radiograficamente:

- As paredes do canal são divergentes, alargadas, especialmente na direção vestibulolingual.
- Na maioria das vezes, o ápice é em forma de funil, mais largo do que o aspeto coronal.
- O lúmen do canal radicular de um dente imaturo é maior no ápice e menor na área cervical.
- O vértice do bacamarte corresponde geralmente aos estádios 1, 2 e 3 da classificação de Cveks.
- O ápice mais largo de um dente de "blunderbuss" pode resultar em paredes de dentina mais finas ao redor da câmara pulpar e do canal radicular.
- Paredes de dentina mais finas podem aumentar a suscetibilidade do dente a fracturas ou danos, especialmente se sujeito a forças excessivas durante a mastigação ou trauma

- Com a formação irregular da dentina, estes túbulos podem estar mais expostos ou irregularmente distribuídos, levando potencialmente a uma maior sensibilidade a alterações de temperatura ou estímulos.[32] **(Fig.7,8)**

DIAGNÓSTICO E AVALIAÇÃO DE CASOS

A importância de uma avaliação cuidadosa do caso e de um diagnóstico pulpar exato no tratamento de dentes imaturos com lesões pulpares não pode ser subestimada. A avaliação clínica do estado pulpar requer uma história completa dos sintomas subjectivos, um exame clínico e radiográfico cuidadoso e a realização de testes de diagnóstico. Em muitos casos, os sintomas do paciente são dor, inchaço ou o aparecimento de uma fístula, e o dente pode estar ligeiramente móvel.

Deve obter-se uma história precisa da dor. A duração e o carácter da dor e os factores de agravamento e alívio devem ser considerados. A duração da dor pode variar, mas considera-se que a dor que dura mais do que um breve período (alguns segundos) num dente com uma polpa vital é indicativa de pulpite irreversível. Quando a dor é espontânea e intensa, bem como de longa duração, este diagnóstico é quase certo. Se a dor for de carácter latejante e o dente for sensível ao toque, é provável que se trate de uma necrose pulpar com periodontite apical ou abcesso agudo. É necessária a confirmação através de testes objectivos. Estes incluem o exame visual, o teste de percussão e o teste térmico e elétrico da polpa. A presença de uma tumefação ou de um trato sinusal indica necrose pulpar e abcesso agudo ou crónico, respetivamente. A sensibilidade à percussão significa inflamação nos tecidos periapicais.[33]

O teste de vitalidade no dente imaturo é inerentemente pouco fiável, uma vez que estes dentes apresentam respostas imprevisíveis ao teste pulpar. Antes da formação completa da raiz, o plexo sensorial dos nervos na região subodontoblástica não está bem desenvolvido. Por isso, não se recomenda a confiança nos resultados dos testes clínicos de vitalidade pulpar, particularmente através da utilização de aparelhos de teste elétrico da polpa.[34] Um estudo realizado por Jafarzadeh e Abbott examinou a precisão do diagnóstico dos testes de vitalidade pulpar, incluindo o teste elétrico da polpa (EPT) e o teste a frio, em dentes permanentes imaturos com ápices abertos. O estudo concluiu que o EPT tinha uma taxa de falsos negativos mais elevada em dentes imaturos do que em dentes maduros, sugerindo que o EPT pode não detetar com fiabilidade a vitalidade da polpa em dentes imaturos com ápices abertos.[35]

A fluxometria Doppler a laser (LDF) pode ser usada para medir o fluxo sanguíneo em dentes traumatizados. O oxímetro de pulso também oferece meios precisos de monitorizar a sensibilidade pulpar, registando a oxigenação do fluxo pulpar.[36] A investigação de Jazarbek *et al* comparou a precisão do diagnóstico da LDF com os testes tradicionais de sensibilidade pulpar, incluindo o teste elétrico da polpa (EPT) e o teste a frio, em dentes imaturos com ápices abertos. O estudo relatou que o LDF demonstrou alta sensibilidade e especificidade na deteção da vitalidade pulpar, superando o EPT e o teste a frio em certos casos.[37]

O exame radiográfico e a TCFC são ferramentas importantes. A radiografia pode mostrar uma zona de radiolucência periapical. Uma área radiolúcida normalmente circunda o ápice aberto em desenvolvimento de um dente imaturo com uma polpa saudável. Pode ser difícil diferenciar entre este achado e uma radiolucência patológica resultante de uma polpa necrótica. A comparação com o periápice do dente contralateral pode ser útil.[38]

A tomografia computorizada de feixe cónico é um instrumento de diagnóstico preciso e fiável para a medição do comprimento da raiz, a identificação do forame apical, a avaliação da raiz e do canal radicular, a anatomia e a presença e posição de defeitos ósseos. Estas avaliações precisas não podem ser efectuadas com exatidão através da radiografia periapical.[39] De acordo com a declaração de posição conjunta actualizada da Associação Americana de Endodontistas e da Academia Americana de Radiologia Oral e Maxilofacial sobre a utilização da tomografia computorizada de feixe cónico em endodontia: A TCFC com FOV limitado deve ser considerada a modalidade de imagem de eleição para o diagnóstico e tratamento de traumatismos dento-alveolares limitados, fracturas radiculares, luxação e/ou deslocação de dentes e fracturas alveolares localizadas, na ausência de outras lesões maxilofaciais ou dos tecidos moles que possam exigir outras modalidades de imagem avançadas. A TCFC com FOV limitado é a modalidade de imagem de escolha para a localização e diferenciação de defeitos de reabsorção externos e internos e para a determinação do tratamento e prognóstico adequados.[40] De acordo com um relato de caso, a TCFC é uma ferramenta radiográfica melhor e mais precisa em comparação com as radiografias IOPA para avaliar a cicatrização de uma grande lesão periapical associada a um dente não vital com ápice aberto.[41]

DESAFIOS ENFRENTADOS COM UM VÉRTICE ABERTO

O ápice é uma área de importância primordial para um endodontista. Os ápices abertos representam um problema desafiante para o sucesso do tratamento do canal radicular, porque favorecem o extravasamento da solução irrigadora e/ou do selante para os tecidos perirradiculares, comprometendo assim a cicatrização apical. Uma raiz imatura com uma polpa necrótica e periodontite apical apresenta múltiplos desafios para o sucesso do tratamento. Esses desafios são:

1. Dificuldade em avaliar a sensibilidade da polpa

A precisão do diagnóstico pulpar depende de uma combinação de dados obtidos no exame clínico, corroborados com achados radiográficos, resultados de testes pulpares e história dentária relatada. O uso de testes de sensibilidade em dentes decíduos e em dentes permanentes imaturos para avaliar o estado da polpa é frequentemente uma tarefa desafiadora, devido às particularidades da fisiologia pulpar desses dentes e ao fato de que os resultados dos testes são altamente subjetivos, dependendo da cooperação do paciente e da compreensão da situação, o que é particularmente difícil em crianças pequenas.[42] O EPT muitas vezes não é confiável para testar dentes permanentes imaturos (Fulling & Andreasen 1976, Klein 1978, Brandt *et al.* 1988), pois o desenvolvimento completo do plexo de Rashkow não ocorre até 5 anos após a erupção do dente (Johnsen 1985). Vários anos se passam até que o ápice da raiz se feche, e a maturação da inervação é lenta.[43] Um estudo realizado por Molaasadolah F *et al*[44] comparou diferentes métodos para avaliar a vitalidade da polpa em dentes imaturos permanentes e concluiu que a oximetria de pulso tinha uma maior especificidade e melhor precisão do que o teste a frio e o teste da polpa eléctrica.

2. Risco de sobreinstrumentação:

O risco de sobreinstrumentação é uma preocupação significativa quando se realizam procedimentos endodônticos em dentes com um ápice aberto. A sobreinstrumentação ocorre quando os instrumentos endodônticos se estendem para além do ápice da raiz, podendo levar a várias complicações. Para mitigar o risco de sobreinstrumentação em dentes com ápices abertos, os clínicos devem exercer precisão e cautela durante a instrumentação. A utilização de técnicas modernas, como os localizadores apicais, pode ajudar a determinar o comprimento de trabalho correto e minimizar as hipóteses de estender demasiado os instrumentos para além do ápice.[45] Um estudo realizado por ElAyouti *et al* avaliou os efeitos da instrumentação excessiva em dentes imaturos utilizando microscopia eletrónica de varrimento. Verificou que a sobre-instrumentação pode levar a defeitos na dentina e a uma maior suscetibilidade à fratura, particularmente em raízes de paredes finas.[46] Zhou *et al* discutiram os desafios associados à instrumentação do canal radicular em dentes imaturos e destacaram o risco acrescido de sobre-instrumentação devido à natureza frágil das paredes dentinárias finas em ápices imaturos.[47]

3. Redução da eficiência da irrigação:

A irrigação é complementar à instrumentação para facilitar um resultado bem-sucedido, porque erradica as bactérias ou fungos que estão presentes nos túbulos e nas fendas, barbatanas e ramificações do sistema de canais radiculares.[48] No caso de dentes com ápices largos ou abertos, é aconselhável que a moldagem seja mínima. Além disso, a irrigação não pode ser feita ativamente porque existe o risco de extrusão do irrigante para além do ápice. Por este motivo, é fundamental utilizar técnicas de ativação de alto desempenho para os irrigantes. Uma das técnicas de irrigação segura propostas para dentes com ápices imaturos ou abertos é a pressão apical negativa. Esta técnica pode evitar a extrusão de irrigantes para além do ápice.[49] Nosrat A *et al* investigaram a eficácia de diferentes protocolos de irrigação em dentes imaturos com periodontite apical. Verificou que a anatomia irregular do canal radicular e os ápices abertos em dentes imaturos podem dificultar a desinfeção completa, levando a uma eficácia reduzida da irrigação.[50]

4. Risco de fratura radicular:

A formação apical imatura é um fator de desafio, uma vez que os ápices grandes e abertos com paredes dentinárias finas e divergentes são propensos à fratura. Os dentes imaturos não vitais, devido à fragilidade da raiz, são mais propensos à fratura, o que representa um problema clínico substancial. O risco de fratura dos dentes imaturos tratados endodonticamente está relacionado com o grau de desenvolvimento da raiz, estando o menor grau de desenvolvimento associado a um maior risco de fratura.[51] Num estudo realizado por Hargreaves KM *et al,* foram avaliadas as propriedades mecânicas de dentes imaturos em comparação com dentes maduros, utilizando a análise de elementos finitos. Verificou-se que os dentes imaturos com ápices abertos apresentavam uma resistência à fratura significativamente menor e uma maior suscetibilidade à fratura em comparação com os dentes maduros.[52] Hassouneh *et al* investigaram o comportamento biomecânico de dentes imaturos com diferentes níveis de desenvolvimento radicular. Verificaram que os dentes com formação incompleta da raiz tinham menor resistência à fratura e eram mais propensos à fratura vertical da raiz em comparação com os dentes com raízes completamente formadas.[53]

5. Risco de reabsorção:

A sobreinstrumentação em dentes com ápice aberto pode contribuir para o início de reabsorção inflamatória externa ou reabsorção de substituição. O trauma causado por instrumentos além do ápice pode ativar processos reabsortivos, impactando negativamente a estabilidade do dente. Guiterrez *et al.* avaliaram a prevalência e os factores de risco associados à reabsorção radicular externa inflamatória em dentes imaturos submetidos a tratamento de canal tratamento. Identificou factores como o trauma, a instrumentação excessiva e o enchimento excessivo como potenciais contribuintes para a reabsorção.

6. **Dificuldade em obter o selamento apical:**

Como não há fechamento do ápice, a formação de tecido mineralizado no ápice torna-se imperativa para um selamento apical, a fim de que o material obturador possa ser adaptado tridimensionalmente no canal radicular. Uma vez concluída a fase desinfetante do tratamento, os ápices abertos não proporcionam uma paragem apical, permitindo assim que o material de obturação radicular impacte os tecidos periodontais, dificultando a obturação. Guiterrez *et al* discutiram várias técnicas e materiais utilizados para a apexificação em dentes imaturos. Destacou as dificuldades em obter um selamento apical fiável em dentes com ápices abertos e enfatizou a importância de uma desinfeção adequada, da formação de uma barreira apical adequada e de técnicas de obturação apropriadas para melhorar os resultados do tratamento.[54]

7. Extrusão de material obturador

Um dos maiores problemas associados aos dentes com ápices abertos é a possível extrusão do material obturador para o periápice, iniciando uma resposta inflamatória que impede a cicatrização e leva ao possível fracasso da terapia. Portanto, para o sucesso do tratamento, deve-se evitar a extrusão do material obturador para o espaço perirradicular. Al Nazhan *et al* avaliaram a incidência de extrusão de materiais obturadores durante o tratamento do canal radicular em dentes imaturos. Verificou que o risco de extrusão era mais elevado em dentes imaturos do que em dentes maduros, salientando a importância de uma técnica cautelosa e de uma gestão adequada do sistema de canais radiculares nestes casos.[30]

TRATAMENTO DE UM DENTE IMATURO

Os tratamentos endodônticos mais adequados para dentes imaturos variam de acordo com os critérios de seleção do caso, o estado da polpa dentária como vital ou não vital ou com pulpite irreversível com um mau prognóstico para a vitalidade da polpa continuada, e o estágio de maturidade do desenvolvimento dos canais radiculares. Isto porque os dentes imaturos que estão quase completamente desenvolvidos, com paredes dentinárias espessas e fortes, são mais capazes de resistir à fratura dentária. No entanto, os dentes muito imaturos numa fase inicial de desenvolvimento, com paredes dentinárias finas e fracas, são mais propensos à fratura, e estes dentes frágeis beneficiariam mais com o tratamento endodôntico regenerativo para continuar a dentinogénese e fortalecer os dentes.[55]

O estado pulpar e o estágio de desenvolvimento da raiz são os principais factores na seleção de um plano de tratamento.[56] Embora os dentes imaturos tenham o maior potencial de cicatrização após trauma ou cárie, particularmente quando os forames apicais estão bem abertos, este grupo de dentes também tem a maior probabilidade de ser mal diagnosticado e mal tratado.[5] O número de visitas necessárias, o risco de fratura da raiz, a extensão do dano pulpar, a capacidade de restauração do dente, as finanças e as preferências do paciente são factores que devem ser considerados durante o planeamento do tratamento.[57]

TRATAMENTO DE UM DENTE COM POLPA VITAL E ÁPICES ABERTOS

O tratamento de dentes com polpa vital e ápices abertos deve ser orientado para a preservação da vitalidade pulpar, de modo a devolver a estes dentes lesionados uma função, aparência e reparação normais e aceitáveis, para um melhor prognóstico e uma retenção prolongada dos dentes.[58]

A modalidade de tratamento preferida para estes dentes é a apexogénese, que leva ao desenvolvimento contínuo da raiz.

Apexogénese

De acordo com a Academia Americana de Odontopediatria (AAPD), a apexogénese é descrita como o desenvolvimento fisiológico contínuo e a formação do ápice da raiz. [59] A apexogénese tenta manter o crescimento fisiológico da raiz, estabelecer o ápice da raiz através da preservação de uma bainha epitelial viável da raiz e alcançar uma relação coroa/raiz desejável.[6] A remoção da polpa superficial lesionada e/ou infetada é necessária para evitar a propagação da necrose/infeção/pulpite irreversível e permitir que a polpa vital remanescente, não infetada e não inflamada continue a maturação e o desenvolvimento fisiológico das raízes.[55] A apexogénese envolve a remoção da polpa inflamada e a colocação de hidróxido de cálcio no tecido pulpar saudável remanescente. Tradicionalmente, isto implica a remoção da porção coronal da polpa. No entanto, a profundidade a que o tecido é removido deve ser determinada pelo julgamento clínico. Apenas o tecido inflamado deve ser removido, mas a dificuldade em avaliar o nível de inflamação é amplamente reconhecida. No entanto, vários investigadores demonstraram que, após exposições mecânicas da polpa que foram deixadas sem tratamento até 168 h, a inflamação foi limitada aos 2-3 mm coronais da polpa. Este facto levou ao desenvolvimento da chamada pulpotomia Cvek ou superficial, na qual apenas a polpa mais superficial é removida.[60]

OBJECTIVOS DA APEXOGENESIS

Os objectivos da apexogénese, segundo **Webber,** são os seguintes

1. Manter uma bainha de Hertwig viável, permitindo assim o desenvolvimento contínuo do comprimento da raiz para uma relação coroa/raiz mais favorável.
2. Manter a vitalidade pulpar, permitindo assim que os odontoblastos remanescentes depositem dentina, produzindo uma raiz mais espessa e diminuindo a probabilidade de fratura da raiz
3. Promove o fecho da extremidade da raiz, criando assim uma constrição apical natural para a obturação do canal radicular.
4. Geração de uma ponte dentinária no local da pulpotomia.

Embora a ponte não seja essencial para o sucesso do procedimento, sugere que a polpa manteve a sua vitalidade.[61]

A formação do ápice em dentes permanentes jovens e vitais pode ser realizada através da implementação da terapia pulpar vital adequada:

1. Encerramento indireto da pasta
2. Encerramento direto da pasta
3. Pulpotomia parcial
4. Pulpotomia completa.[32]

CAPTAÇÃO DE PAPEL

O "Capeamento pulpar" é definido pela Associação Americana de Endodontistas como "o tratamento de uma polpa vital exposta através do selamento da ferida pulpar com um material dentário como o hidróxido de cálcio ou o agregado de trióxido mineral (MTA) para facilitar a formação de dentina reparadora e a manutenção da polpa vital".[55] Este procedimento pode ser utilizado em crianças com dentes permanentes imaturos e em dentes decíduos 1-2 anos antes da esfoliação normal. Recentemente, de acordo com o conceito de odontologia minimamente invasiva, alguns estudiosos sugeriram que os dentes permanentes maduros com exposição pulpar e pulpite irreversível deveriam ser tratados com terapias pulpares vitais (TPV) menos invasivas, uma alternativa viável à pulpectomia. O conceito de preservação da polpa vital é benéfico para simplificar a operação clínica e a retenção dos dentes a longo prazo, o que se tornará a tendência do tratamento pulpar no futuro.[62]

CAPEAMENTO INDIRECTO DA PASTA

Definição: O capeamento pulpar indireto é definido pela AAPD como "um procedimento realizado num dente com uma lesão cariosa profunda que se aproxima da polpa, mas sem sinais ou sintomas de degeneração pulpar".[55]

Indicações:

- História

    a. Desconforto ligeiro devido a estímulos químicos e térmicos

b. Ausência de dor espontânea

- Exame clínico

a. Grande lesão cariosa

b. Ausência de linfadenopatia

c. Aspeto normal da gengiva adjacente

d. Normal Coloroftooth

- Exame radiográfico

a. Grande lesão cariosa na proximidade da polpa

b. Lâmina dura normal

c. Espaço do ligamento periodontal normal

d. Não Radiolucência interradicular ou periapical [63]

Contra-indicações:

- História

a. Dor aguda e penetrante que persiste depois de retirar o estímulo

b. Dor espontânea prolongada, sobretudo durante a noite

- Exame clínico

a. Mobilidade dentária excessiva

b. Párulis na gengiva que se aproxima das raízes do dente

c. Descoloração dos dentes

d. Não reação às técnicas de ensaio da pasta de papel

- Exame radiográfico

a. Grande lesão cariosa com aparente exposição pulpar

b. Interrupção ou rutura da lâmina dura

c. Espaço do ligamento periodontal alargado

d. Radiolucência nos ápices radiculares ou nas zonas de furca.[63]

Procedimento:

As modalidades de tratamento que têm sido consideradas na

técnica de capeamento pulpar indireto são

- Um procedimento de marcação
- Escavação por etapas ou procedimento de duas marcações

Procedimento de marcação única:

Neste procedimento, o tecido cariado desmineralizado é escavado e uma camada de dentina cariada é deixada sobre a polpa. Depois disso, a polpa é selada com um material de revestimento.

A cárie remanescente apresenta as características de uma lesão inativa e a selagem de uma cavidade é essencial para travar a atividade microbiana.

Uma técnica comum é remover apenas a "dentina infetada". A dentina infetada está desmineralizada com colagénio desnaturado, infiltrada com bactérias e irreparavelmente danificada.) A "dentina afetada" é deixada no local. A dentina afetada é aquela que está desmineralizada, mas com a estrutura de colagénio ainda bastante intacta, está livre de bactérias e ainda tem potencial para remineralização. Normalmente, a dentina afetada é então coberta com uma base e/ou um revestimento na esperança de que, com o tempo, se remineralize, formando uma dentina dura sem bactérias.[64]

Embora isto pareça razoável em teoria, a realidade clínica é que pode ser extremamente difícil diferenciar entre dentina infetada e afetada. As soluções de deteção de cáries (tipicamente propilenoglicol misturado com vários corantes) que, em princípio, coram apenas o colagénio desnaturado da dentina infetada, podem ser adjuvantes úteis a este respeito, mas a sua precisão é questionável e é duvidoso que indiquem com certeza que todas as cáries activas foram ou não removidas. Além disso, os dentistas devem estar cientes de que é mais difícil prever a adesão direta à dentina profunda afetada por cárie do que à dentina normal, porque a dentina afetada por cárie é diferente em termos de características morfológicas, químicas e físicas.[64]

Uma técnica que tem funcionado bem para lidar com a dentina profunda afetada por cáries é desinfetar primeiro o substrato com uma solução aquosa de digluconato de clorexidina a 2%, seguida da colocação de um revestimento de ionómero de vidro modificado por resina. O revestimento de ionómero de vidro modificado com resina é colocado numa camada fina (≤1 mm) antes da colocação de um agente de ligação à dentina e da restauração com compósito. Estudos clínicos *in vivo* apoiam este protocolo geral. O ionómero de vidro modificado com resina tem várias vantagens, como boas propriedades de selamento adesivo por interação micromecânica e química com a dentina. Também libertam um nível elevado e sustentado de flúor, que tem uma propriedade antimicrobiana significativa e uma baixa solubilidade. Além disso, estes revestimentos demonstraram em muitos estudos que ajudam a reduzir a formação de fendas e a microinfiltração.[65]

Escavação por etapas/Procedimento de duas marcações:

Primeira marcação:

Administre a anestesia local e isole com um dique de borracha.

2. Estabeleça o contorno da cavidade com uma peça de mão de alta velocidade.

3. Remova a maior parte da dentina mole, necrótica e infetada com uma broca redonda grande numa peça de mão de velocidade lenta sem expor a polpa.

4. Remova a dentina cariada periférica com escavadoras de colher afiadas. Irrigue a cavidade e seque-a com bolinhas de

algodão.

5. Cubra a restante dentina afetada com um penso de hidróxido de cálcio de endurecimento firme.

6. Preencha ou assente o resto da cavidade com um cimento ZOE reforçado ou um cimento de ionómero de vidro para obter uma boa vedação.

7. Não mexa nesta cavidade selada durante 6 a 8 semanas. Poderá ser necessário utilizar amálgama, resina composta ou uma coroa de aço inoxidável como restauração final para manter este selamento.[66]

Segunda marcação:

Se o dente estiver assintomático, os tecidos moles circundantes não apresentarem inchaço e a obturação temporária estiver intacta, pode efetuar o segundo passo:

1. As radiografias de bitewing do dente tratado devem ser avaliadas quanto à presença de dentina reparadora.

2. Utilize novamente anestesia local e isolamento com dique de borracha.

3. Remova cuidadosamente todo o material de preenchimento temporário, especialmente o penso de hidróxido de cálcio sobre as porções profundas do pavimento da cavidade.

4. A restante dentina cariada afetada deve parecer desidratada e "escamosa" e deve ser facilmente removida. A área à volta da potencial exposição deve parecer esbranquiçada e pode ser macia; trata-se de "predentina" e não deve ser perturbada.

5. A preparação da cavidade deve ser irrigada e seca suavemente.

6. Cubra toda a aorta com um penso de hidróxido de cálcio de consistência dura.

7. Deve ser colocada uma base com um cimento ZOE reforçado ou de ionómero de vidro, e o dente deve receber uma restauração definitiva.[1671]

Avaliação do resultado do capeamento pulpar indireto: Recomenda-se uma avaliação inicial do caso tratado às 6 a 12 semanas, seguida de uma revisão aos 6 e 12 meses após o tratamento. De acordo com as directrizes sobre terapia pulpar para dentes permanentes primários e imaturos (Academia Americana de Odontopediatria), o procedimento é bem sucedido se,

Clinicamente:

- A vitalidade da polpa é mantida, o que pode ser verificado por métodos como a oximetria de pulso e a fluxometria doppler a laser.
- Não existem sinais ou sintomas após o tratamento, como sensibilidade, dor ou inchaço.

Radiograficamente:

- Evidência de formação de dentina reparadora
- Ausência de evidência radiográfica de reabsorção radicular interna ou externa, radiolucência periapical, calcificação anormal ou alterações patológicas.
- Os dentes com raízes imaturas apresentam um desenvolvimento radicular contínuo e apexogénese.[59]

Factores que influenciam o resultado do capeamento pulpar indireto: Vários factores que influenciam o resultado do procedimento de capeamento pulpar indireto são os seguintes

- Idade do paciente: Em pacientes mais jovens, os

procedimentos de capeamento pulpar indireto têm uma taxa de sucesso mais elevada devido à elevada capacidade de cicatrização, em comparação com pacientes mais velhos.

- Diagnóstico exato do estado da polpa antes do tratamento: O procedimento de capeamento da polpa deve ser efectuado em pulpites reversíveis.
- Prevenção de fugas: Um selamento estanque para evitar a fuga de microrganismos resultará num melhor resultado do capeamento indireto da polpa. A qualidade do selamento estanque às bactérias proporcionado pela base, sistema de ligação e restauração é de importância crítica. O prognóstico relatado da terapia pulpar vital é da ordem dos 80% quando realizada em condições ideais, ou seja, numa polpa não inflamada e com um selamento coronal.
- Utilização de uma técnica asséptica: É necessária para um resultado bem sucedido do procedimento. Recomenda-se a utilização de uma broca esterilizada para a remoção de cáries e de um dique de borracha.
- Estado inflamatório do tecido pulpar: A capacidade de

reparação é reduzida se a inflamação for maior.

- Papel da ampliação: Sob altos níveis de ampliação, o fundo da cavidade pode ser judiciosamente explorado e o tratamento pulpar intercetivo apropriado, quando necessário, pode ser imediatamente instituído.

Um grande desafio que se enfrenta durante o capeamento pulpar indireto é a determinação de um ponto limite exato onde a escavação da cárie deve ser terminada. Outras complicações são a presença de espaços vazios sob a restauração provisória que podem permitir que a dentina perca volume durante a dessecação. Outra desvantagem é a rápida ativação de lesões dormentes após falhas na restauração. Devido à rápida progressão da lesão em dentes jovens que são recomendados para a técnica de terapia pulpar indireta, o diagnóstico da condição pulpar é essencial para o sucesso deste tratamento, pois é necessário que a polpa se apresente normal ou com inflamação reversível, para que se obtenha uma potencial resposta cicatricial. Apesar dos inconvenientes, em pacientes mais jovens, o capeamento pulpar indireto tem mostrado um resultado promissor, em que a vascularização pulpar é pronunciada e os forames apicais são amplos.[66]

Bjorndal L *et al* realizaram um estudo sobre a escavação passo a passo de lesões cariosas profundas e a sua restauração com a ajuda de agentes capeadores pulpares indirectos em dentes permanentes. Noventa e quatro dentes com lesões cariosas profundas foram seleccionados para o estudo e apenas cinco casos resultaram em exposição pulpar durante a escavação final. Após nove meses de acompanhamento, o sucesso global do tratamento pulpar indireto foi de 85%. [67]

Um estudo realizado por Beetke *et al. registou* uma taxa de sucesso de 84% ao fim de 9 meses quando o tratamento pulpar indireto foi realizado em molares permanentes com hidróxido de cálcio como revestimento. Outro estudo conduzido por Nordstrom *et al* relatou uma taxa de sucesso de 85% quando o capeamento pulpar indireto foi feito com hidróxido de cálcio em molares permanentes.[65]

Num ensaio clínico aleatório, a escavação completa direta de lesões cariosas profundas foi comparada com a escavação por etapas. O grupo de escavação completa teve menos sucesso (62,4%) do que os pacientes que receberam escavação por etapas

(74,1%).

Um estudo realizado por Betamar *et al* avaliou a taxa de sucesso do tratamento indireto de capeamento pulpar utilizando diferentes materiais. A seleção adequada e cuidadosa do caso incluiu polpa saudável e diagnóstico pulpar correto, bom isolamento, um bom selamento marginal da preparação da cavidade com uma restauração adequada são factores importantes para o sucesso do tratamento. [68]

CAPEAMENTO DIRECTO DA PASTA

Definição: O capeamento pulpar direto é definido como "a colocação de um material dentário diretamente sobre uma exposição mecânica ou traumática da polpa vital" e "o selamento da ferida pulpar para facilitar a formação de dentina reparadora e a manutenção da polpa vital".[59]

Objetivo: O objetivo do capeamento pulpar direto é manter a polpa saudável, selando-a contra a invasão bacteriana.

Objetivo: O objetivo do capeamento pulpar direto é proteger a polpa da invasão bacteriana e induzir a formação de pontes de dentina no local de exposição.

Indicação: De acordo com a Associação Americana de Endodontistas (AAE), as indicações do capeamento pulpar direto são as seguintes

- Ocorrência de exposição mecânica da polpa clinicamente vital e assintomática.
- A hemorragia no local de exposição está controlada
- Após a exposição, a possibilidade de contacto direto do material de capeamento com a polpa vital.

- Ocorrência de exposição pulpar durante o isolamento de um dente com dique dentário.
- Manutenção adequada do selamento da restauração coronal.
- É indicado ao paciente um possível tratamento endodôntico futuro.

Vantagens: O capeamento direto da pasta oferece vantagens como.

1. Prolongar a vida do dente, mantendo a vitalidade do mesmo.
2. Formação de dentina reparadora
3. Poupe tempo, custos e esforços, tanto para o médico como para o doente.[7 °]

Procedimento: O capeamento pulpar direto é normalmente realizado numa exposição pulpar mecânica ou cariosa. De acordo com a Associação Americana de Endodontia, "numa exposição pulpar cariosa, a polpa subjacente está inflamada numa extensão variável ou desconhecida". O maior desafio que se coloca no capeamento pulpar direto é a identificação e remoção adequadas do tecido pulpar agudamente inflamado ou necrótico.[59]

Clinicamente, a diferença entre pulpite reversível e irreversível é frequentemente determinada com base na duração e intensidade da dor. A dor espontânea não provocada de longa duração ou os sintomas persistentes que obrigam à privação do sono são consistentes com uma inflamação pulpar irreversível ou um abcesso periapical agudo.

O diagnóstico inicial de polpa pode ser confirmado após a visualização da polpa exposta e durante a avaliação da hemostasia. Se não for observada hemorragia, a área de tecido é necrótica e deve ser removida com uma broca de diamante redonda de alta velocidade até que a hemorragia seja evidente.[69]

Remoção de cáries: O principal objetivo da remoção de cáries é a identificação e a remoção completa do tecido infetado, preservando a estrutura sã do dente e contribuindo assim para a proteção da polpa e para a vitalidade contínua. Tradicionalmente, a remoção de cáries era efectuada com brocas de baixa velocidade e instrumentos manuais. Atualmente, são utilizadas brocas inteligentes, que são brocas rotativas seguras para a dentina e a sua superfície de corte é feita de um polímero de qualidade médica que tem uma dureza inferior à do esmalte e da dentina saudáveis, mas mais dura do que a dentina cariada". O sentido tátil foi utilizado para diferenciar a dentina mole da dentina dura para determinar os tecidos dentários infectados dos não infectados.[70] Este procedimento tem deficiências, uma vez que a capacidade de remover cáries varia entre operadores e durante diferentes períodos de tempo para o mesmo operador. Para ultrapassar este problema, a remoção de cáries foi melhorada com a ajuda de um corante detetor de cáries e de uma ampliação ótica. Os corantes detectores de cáries podem ser considerados uma ferramenta valiosa na escavação de cáries quando se tenta preservar a dentina mineralizável e minimizar o trauma na polpa.[69]

O capeamento direto da pasta é realizado em duas etapas.

Primeiro passo: Envolve a preparação do tecido pulpar exposto e da dentina circundante

O segundo passo envolve o selamento do tecido pulpar exposto com um material biocompatível, de modo a evitar a contaminação bacteriana e a obter o encerramento através da formação de tecido calcificado. O início da preparação da cavidade é efectuado com uma broca esterilizada e é utilizada uma nova broca esterilizada quando se aproxima da polpa. A exposição pulpar é iniciada o mais atraumaticamente possível.[70]

Depois disto, deve conseguir-se o controlo da hemorragia. Schroder demonstrou que a presença de um coágulo de sangue extra-pulpar reduz a incidência de formação de pontes de dentina em 54%.[71] Existem vários métodos de controlo da hemorragia, que são os seguintes

- A mais comum é a aplicação de pressão no local de exposição com uma bola de algodão esterilizada até que a hemorragia diminua.

- Existem substâncias para controlar a hemorragia da polpa, tais como,

1. Solução salina: A solução salina não é agressiva para a polpa quando utilizada no controlo da hemorragia. Segundo a Accorinte, a solução salina tamponada com fosfato não provoca alterações dramáticas na morfologia celular.

Desvantagem: As soluções salinas podem, por vezes, ser ineficazes como agente hemostático no capeamento direto da polpa.[72]

2. Hipoclorito de sódio: O hipoclorito de sódio foi utilizado pela primeira vez como anti-sético de feridas durante a Primeira Guerra Mundial e designado por solução de Dakin. O hipoclorito de sódio tornou-se um agente hemostático valioso em medicina dentária para exposições directas da polpa no final da década de 1950.

- Concentração: o hipoclorito de sódio é utilizado em concentrações que variam de 0,12% a 5,25%. O hipoclorito de sódio em concentrações de 1,5% a 6% tem sido recomendado como o agente hemostático mais eficaz, seguro e económico para o capeamento pulpar.
- Vantagem: É biocompatível quando utilizado no procedimento de capeamento pulpar. A solução antimicrobiana proporciona hemóstase e desinfeção da interface dentina-polpa, amputação química do coágulo sanguíneo e da fibrina, remoção do biofilme, desobstrução de lascas dentinárias e remoção de células danificadas no

local de exposição mecânica. O hipoclorito de sódio mostra ser um excelente agente hemostático em diluições mais baixas (0,5%).

- Desvantagem: De acordo com Heling *et al,* foi observado um efeito citotóxico grave em culturas celulares com hipoclorito de sódio. O hipoclorito de sódio pode também afetar a ligação devido à libertação de radicais livres de oxigénio.[73]

3. MTAD: Em 2003, Torbinejad introduziu um novo agente, Biopure MTAD (Tulsa Dentsply, Tulsa, OK), uma mistura de doxiciclina, ácido cítrico e Tween-80, que é capaz de remover com segurança a smear layer e actua também como agente hemostático.[74]

4. 30% de peróxido de hidrogénio: Sabe-se que o peróxido de hidrogénio facilita a hemostase através de vários mecanismos aceites que incluem a regulação da contratilidade e da função de barreira das células endoteliais, a ativação do fator de tecido latente da superfície celular e da agregação plaquetária, e a estimulação da ativação do fator de crescimento derivado das

plaquetas.

5. Clorexidina a 2%: O digluconato de clorexidina a 2% melhora a matriz dentinária e não prejudica o processo de cicatrização da polpa após o capeamento com hidróxido de cálcio.

6. Sulfato férrico: O sulfato férrico tem sido utilizado para controlar a hemorragia na cirurgia endodôntica e também utilizado na moldagem para promover a retração gengival. A sua ação hemostática é discutível, mas parece que a aglutinação das proteínas do sangue resulta da reação do sangue com os iões férrico e sulfato e com o pH ácido da solução. As proteínas aglutinadas formam tampões que ocluem os orifícios capilares.][175]

7. Epinefrina: A epinefrina, como agente estimulador de plaquetas, pode provocar a agregação de plaquetas humanas através de mecanismos alfa-adrenérgicos. A epinefrina, como agente estimulador das plaquetas, pode provocar a agregação das plaquetas humanas através de mecanismos alfa-adrenérgicos. As pastilhas de algodão de epinefrina racémica contêm uma média de 0,55 mg de cloridrato de epinefrina racémica por pastilha.[74]

8. CauterizaçãoZElectrosurgery: A cauterização interrompe o

fluxo de sangue através da coagulação do sangue e das proteínas do tecido, deixando uma escara que o corpo tenta eliminar. Tem uma aplicação limitada no capeamento pulpar e tem mostrado um sucesso limitado no procedimento.[74]

9. Lasers: Os lasers oferecem excelentes características em termos de hemostase e descontaminação para a preparação do campo durante o tratamento direto de capeamento da polpa; no entanto, o selamento da polpa exposta com um dos materiais dentários, como o hidróxido de cálcio, agregados de trióxido mineral e resinas compostas coladas, continua a ser necessário após o tratamento com laser. Os vários tipos de laser utilizados são o laser de CO2, o laser Nd: YAG, o laser Er: YAG, etc. Se não for possível controlar a hemorragia após 10 minutos de hipoclorito de sódio, é provável que a polpa esteja irreversivelmente envolvida, sendo então recomendada uma pulpotomia ou pulpectomia total.[71]

Segundo passo: Após a descontaminação e a aplicação de um agente hemostático, é colocado um material biocompatível para selar a polpa e prepará-la para o início da formação de dentina reparadora. Sobre o material selante, a anatomia fisiológica e funcional do dente é obtida através da restauração da cavidade com materiais restauradores como o GIC e sobre os quais é colocada resina composta.[76]

- Colocação da restauração definitiva: A qualidade e a colocação da restauração definitiva podem ser cruciais para a manutenção a longo prazo da vitalidade da polpa. O objetivo da restauração final é complementar a capacidade de selamento do material de capeamento pulpar, protegendo eficazmente a polpa de novos desafios microbianos. A potencial microinfiltração é afetada por,

-A seleção do material de restauração

-Execução do procedimento

-Cumprimento dos protocolos de restauração adequados.

Avaliação do resultado: Uma avaliação inicial do caso tratado em Recomenda-se que o tratamento seja efectuado durante 6 a 12 semanas, seguido de uma revisão aos 6 e 12 meses após o tratamento. Os critérios de avaliação dos resultados da terapia pulpar no relatório de consenso da Sociedade Europeia de Endodontologia incluem

Clinicamente:

- Ausência de dor
- Ausência de inchaço do trato sinusal ou dos tecidos moles
- Resposta normal aos testes de sensibilidade da polpa
- Ausência de sinais clínicos de reabsorção radicular e periodontite apical
- Ausência de sensibilidade à palpação dos tecidos moles adjacentes
- Ausência de sensibilidade à percussão e à pressão do dente

Radiograficamente:

- Evidência radiológica de formação de ponte dentinária
- Evidência radiológica de formação radicular contínua em dentes imaturos
- Ausência de sinais radiográficos de reabsorção radicular e periodontite apical

Factores que influenciam o resultado do capeamento direto da polpa:

Presume-se que vários factores influenciam o prognóstico do capeamento direto da polpa como:

- Idade do paciente: A idade desempenha um papel importante no prognóstico do procedimento de capeamento pulpar direto. Uma maior taxa de sucesso em pacientes com menos de 18 anos de idade pode ser explicada pelo maior potencial regenerativo da polpa vital. O capeamento pulpar direto para dentes permanentes maduros é controverso.[76]
- Tipo de material de capeamento pulpar: O tipo de material é um fator significativo que afecta o prognóstico do procedimento.
- Local de exposição da polpa: A exposição da polpa na superfície mesial pode perturbar o fornecimento de sangue da polpa radicular para a polpa coronal, ou pode haver um risco acrescido de contaminação se o local de exposição for no terço cervical. Por conseguinte, a cicatrização pulpar após uma exposição na superfície mesial pode ser atrasada

em comparação com uma exposição oclusal.

- Tipo de exposição (mecânica, traumática ou cariosa): Um estudo realizado por Baume L *et al* demonstrou que um dente tem maior probabilidade de sobreviver ao capeamento pulpar direto se a exposição inicial se dever a razões mecânicas e não a cáries. A penetração da cárie na polpa resultará na invasão bacteriana da polpa, resultando em inflamação pulpar. Isso deixa a polpa menos capaz de reagir e cicatrizar, em comparação com uma exposição mecânica em que a inflamação preexistente não está presente. Uma extensão lógica disso é que os dentes que são assintomáticos e não exibem sinais clínicos ou radiológicos de patologia no momento do capeamento pulpar tendem a se sair melhor do que os dentes com tais fatores presentes.[78]

- Estado da polpa: O aumento da hemorragia está geralmente associado à inflamação, pelo que uma hemorragia substancial pode indicar uma infeção extensa, o que por si só é um sinal de que existe uma capacidade reduzida de reparação induzida da exposição. A hemorragia também aumenta o nível de humidade das superfícies de dentina adjacentes ao local de exposição e leva a uma maior contaminação.

- Tipo de cárie (primária vs secundária): Num estudo de Lipski M *et al*, os dentes com cáries primárias demonstraram uma taxa de sucesso mais elevada (88,6%), em comparação com os dentes com cáries secundárias (76,2%).[77]

- Tamanho da exposição pulpar: Uma grande exposição está associada a mais hemorragia e inflamação e, por conseguinte, a uma menor capacidade de reparação. Uma exposição pontual tem maiores hipóteses de sucesso.

- Tempo de restauração permanente: Barthel *et al* relataram uma taxa de insucesso significativamente maior em dentes com uma restauração provisória, em comparação com uma restauração permanente de amálgama, compósito ou ouro fundido.[79]

Pulpotomia

A pulpotomia é o tratamento mais utilizado por rotina para polpas cariosas expostas em molares decíduos sem sintomas. O seu objetivo é preservar a polpa radicular para que possa continuar a funcionar, estimular a cicatrização e, em última análise, preservar a integridade da arcada. O seu uso em dentes permanentes maduros é um conceito relativamente novo. Independentemente da forma ou do tipo de procedimento utilizado, a pulpotomia requer uma polpa radicular vital. Isso envolve a amputação da polpa coronal até um nível em que a homeostase adequada possa ser alcançada. O tecido pulpar radicular remanescente é tratado com um medicamento ou electrocautério para evitar sinais ou sintomas clínicos adversos, ou evidência radiográfica de reabsorção radicular interna ou externa.[80]

PULPOTOMIA PARCIAL

Se o tecido pulpar no local de exposição não for saudável, está indicada uma cirurgia pulpar superficial ou uma pulpotomia rasa, de modo a preservar grandes porções da polpa como um órgão funcional. São removidos cerca de 2 mm de tecido por baixo da exposição pulpar. A pulpotomia parcial tem indicações semelhantes às do capeamento pulpar direto, quer num dente permanente imaturo, quer num dente permanente maduro com necessidades de restauração sem complicações. As recomendações iniciais eram para realizar pulpotomias em dentes fraturados pela coroa dentro de 15-18 horas, mas as recomendações atuais permitem o tratamento independentemente do tempo expirado, desde que a polpa esteja saudável.

DEFINIÇÃO: A pulpotomia parcial ou superficial, também conhecida como "pulpotomia de Cvek", é definida no glossário da AAE como "a remoção cirúrgica da porção coronal de uma polpa vital como forma de preservar a vitalidade dos restantes tecidos pulpares coronais e radiculares". A justificação para a pulpotomia parcial é que, para que o tecido subjacente permaneça saudável, o tecido inflamado deve ser removido para que o local de exposição possa cicatrizar e ser preenchido com tecido duro de ligação. [81]

A técnica da pulpotomia se popularizou com a publicação de Buckley, em 1904, que sugeriu o uso de partes iguais de tricresol e formalina. Alguns anos mais tarde, Boennecken[82] sugeriu que sua preparação de 40% de formalina, timol e cocaína era superior à solução de Buckley em procedimentos de amputação pulpar. Enquanto o Ca(OH)2 foi usado pela primeira vez como curativo em feridas pulpares, o momento decisivo para a pulpotomia de um dente decíduo extensamente cariado foi uma publicação de Sweet. O uso do cimento de óxido de zinco formocresolizado-eugenol foi sugerido para uma única aplicação de 5 minutos por pulpotomia com formocresol (FC), usando uma solução de FC eficaz, mas de força mais fraca. Uma técnica para cirurgia pulpar superficial envolvendo o corte atraumático do tecido pulpar foi bem estabelecida em trabalhos de vários investigadores, incluindo Cvek e colegas. Cvek investigou os efeitos de vários níveis de cirurgia pulpar coronal em 1978. Chamou-lhe "pulpotomia parcial" e utilizou uma técnica de corte da polpa descrita por Granath & Hagman.[83] A técnica envolveu o corte de um orifício cilíndrico na superfície oclusal dos dentes experimentais, que eram todos bicúspides a serem extraídos por razões ortodônticas. Através de um instrumento cilíndrico com lados lisos e uma camada de diamante na sua base, a polpa foi triturada até ao nível da sua maior secção transversal. O tecido pulpar residual nos dentes extraídos imediatamente após a hemostase fisiológica parecia normal. Em particular, a camada de odontoblastos parecia não estar danificada. Os dentes extraídos após 4 semanas mostraram que as polpas não sofreram alterações patológicas, quando a superfície da ferida foi deixada livre de um coágulo de sangue extra-pulpar.

INDICAÇÕES:

- A pulpotomia parcial está indicada num dente permanente jovem para uma exposição pulpar cariosa em que a hemorragia pulpar é controlada em poucos minutos. O dente deve ser vital, com um diagnóstico de polpa normal ou pulpite reversível.
- Para um dente permanente jovem, vital e traumaticamente exposto, especialmente um com um ápice incompletamente formado. A hemorragia pulpar após a remoção do tecido pulpar inflamado deve ser controlada. Nem o tempo entre o acidente e o tratamento nem o tamanho da exposição são críticos se o tecido pulpar superficial inflamado for amputado à polpa saudável.[59]

Procedimento:

Os protocolos de pulpotomia variam de acordo com o material de cobertura pulpar e os objectivos do tratamento. O uso de formocresol fixa ou desnatura a polpa vital, tornando a polpa radicular remanescente "inerte". A utilização de um agente hemostático, como o sulfato férrico, para formar uma barreira de coágulos, pode preservar a polpa radicular através de um insulto inflamatório mínimo. Por fim, o uso de hidróxido de cálcio ou MTA estimula a cicatrização da polpa radicular para formar uma ponte de dentina. Em condições clínicas, a matriz formada na interface polpa-dentina compreende frequentemente processos de formação de dentina reactiva, dentina reparadora ou fibrodentina com diferentes estruturas bioquímicas e moleculares. A polpa dentária fornece aos dentes nutrientes para o complexo dentina-polpa, inervação e formação de dentina reparadora durante a cicatrização de feridas pulpares, e respostas imunológicas à infiltração bacteriana.[84] Lesot *et al*[85] , bem como Tziafas[86] e colegas propõem dois requisitos críticos necessários para a indução de dentina reparadora em locais de exposição pulpar, um dos quais é uma superfície à qual as células pulpares se podem fixar e atrair células semelhantes a odontoblastos, de modo a induzir eventos dentinogénicos. Em segundo lugar, a presença de condições óptimas de funcionamento do tecido, ou seja, boa vascularização e ausência de reação inflamatória grave. A formação de uma barreira de tecido mineral associada ao MTA quando misturado com água mostra alguma semelhança com a cicatrização após o capeamento pulpar com hidróxido de cálcio. Ambos proporcionam a formação de grânulos de calcita e pontes subjacentes de tecido mineralizado. A adesão e a diferenciação celular, com a subsequente formação de tecido mineralizado, resultam da acumulação de fibrinonectina em torno destes grânulos.

Huth KC *et al* avaliaram a taxa de sucesso da pulpotomia em molares permanentes e encontraram taxas de sucesso elevadas para a pulpotomia com MTA em molares permanentes imaturos, apoiando a sua eficácia como opção de tratamento.[87]

Numa revisão sistemática realizada por Camoni *et al.* demonstrou que a pulpotomia parcial é um procedimento dentário bem sucedido quando é necessária uma terapia pulpar vital em dentes permanentes jovens altamente danificados. A taxa de sucesso global foi superior a 85%.[88]

Albaiti SS *et al.* efectuaram uma meta-análise sobre a pulpotomia parcial como opção de tratamento para dentes permanentes posteriores cariados e os dados disponíveis indicaram que a pulpotomia parcial apresentou uma elevada taxa de sucesso no tratamento de dentes posteriores cariados durante até 24 meses. [80]

PULPOTOMIA TOTAL:

Uma pulpotomia completa ou tradicional envolve a remoção cirúrgica completa do tecido pulpar vital coronal, seguida da colocação de um material biologicamente aceitável na câmara pulpar e da restauração do dente. Em comparação com o hidróxido de cálcio tradicionalmente utilizado, o MTA e o silicato tricálcico apresentam um selamento superior a longo prazo e uma formação de dentina reparadora que conduz a uma taxa de sucesso mais elevada. [55]

Indicações:

- A pulpotomia total está indicada em dentes permanentes imaturos com polpa cariada exposta como procedimento provisório para permitir o desenvolvimento contínuo da raiz (apexogénese).
- Indicado como opção de tratamento para dentes decíduos cariados.
- Também pode ser efectuado como procedimento de emergência para alívio temporário dos sintomas até que possa ser realizado um tratamento definitivo do canal radicular.
- A pulpotomia total também surgiu como uma opção de tratamento viável para o tratamento de dentes permanentes maduros.

Contra-indicações:

- História de dor espontânea
- Hemorragia profusa e incontrolável
- Reabsorção radicular patológica
- Dentes não vitais[71]

Objectivos: O procedimento de pulpotomia total num dente permanente vital visa preservar a vitalidade da polpa radicular remanescente. O objetivo é prevenir sinais e sintomas clínicos adversos, obter evidência radiográfica de desenvolvimento radicular suficiente, prevenir a rutura dos tecidos perirradiculares e prevenir defeitos de reabsorção ou calcificação acelerada do canal, conforme determinado por avaliação radiográfica periódica. -[89]

PROCEDIMENTO:

- A anestesia local (cloridrato de xilocaína a 2% com epinefrina 1:100.000) é utilizada através de técnicas de infiltração ou de injeção em bloco, ou ambas.
- O dique de borracha é colocado para isolamento.
- A remoção de cáries deve começar na periferia da cárie, de modo a que a última cárie a ser removida esteja diretamente sobre a câmara pulpar.
- A pulpotomia é efectuada através da remoção completa do teto e do conteúdo da câmara pulpar, com uma boa exposição de todos os cotos radiculares. Os instrumentos para a escavação de cáries são:

Broca de carboneto redondo: Estas brocas, particularmente as de pequeno diâmetro, podem ser utilizadas para criar aberturas iniciais e refinar os pontos de acesso à câmara pulpar; as brocas de tamanho médio a grande a baixa velocidade (acima da velocidade de paragem) utilizadas intermitentemente são preferidas para escavação de cáries profundas.[90]

Brocas inteligentes: Estas brocas são fabricadas com polímero reforçado com esferas de vidro de qualidade médica que remove a dentina cariada mole e não corta tecidos mais duros e saudáveis (esmalte, dentina saudável) ou amálgama ou compósito, protegendo assim contra a exposição involuntária da polpa. A propriedade de corte única do polímero baseia-se na diferença de dureza entre os diferentes tecidos dentários. A dureza do polímero é de cerca de 50 KHN, que é muito inferior à do esmalte e da dentina saudáveis, para garantir a remoção selectiva da dentina infetada.[90]

Escavadores de colher: Os escavadores de colher são instrumentos dentários com uma extremidade de trabalho arredondada e em forma de concha, concebidos para a remoção da polpa coronal. A amputação da porção coronal da polpa é efectuada com uma escavadora de colher afiada e de haste longa, que é arrastada pela parede da câmara oposta ao ponto inicial de exposição, até ao nível dos orifícios dos canais radiculares nos dentes posteriores e até ao nível da linha cervical nos dentes anteriores. Uma incisão horizontal através dos orifícios separa o tecido pulpar para que a parte coronal possa ser levantada para fora da câmara.

- Para controlar a hemorragia, foram colocadas bolas de algodão humedecidas com NaOCl a 2,5% sobre os cotos de polpa na câmara. Estas pastilhas foram deixadas no local durante alguns minutos. Se a hemostase for alcançada em 5 minutos, prossiga com a colocação de material de capeamento, como MTA, hidróxido de cálcio, biodentina, etc.
- Para a pulpotomia com formocresol, foi colocada uma pastilha humedecida com formocresol (solução de formocresol de Buckley) diretamente no coto. Pode utilizar mais pastilhas para cobrir a área, se necessário. As bolinhas foram deixadas no local durante cerca de cinco minutos. O algodão é coberto com uma base de óxido de zinco e é efectuada uma restauração final.[90]

As avaliações clínicas de acompanhamento são efectuadas de 3 em 3 meses e o acompanhamento radiográfico é efectuado aos 6, 20 e 42-48 meses após o tratamento.[91]

Numa meta-análise conduzida por Li Y *et al, verificou-se* que a taxa de sucesso das pulpotomias totais em dentes permanentes imaturos era de aproximadamente 92%. O sucesso foi definido como a ausência de sintomas clínicos (dor, inchaço) e evidência radiográfica de patologia (radiolucência periapical) em exames de acompanhamento durante períodos de tempo variáveis.[91]

Bogen *et al* realizaram um estudo retrospetivo para avaliar os resultados da pulpotomia total em dentes permanentes imaturos com exposição pulpar cariosa e relataram uma taxa de sucesso de aproximadamente 90%.[92]

VÁRIOS MATERIAIS UTILIZADOS PARA POLPA VITAL TERAPIAS COMO AGENTES DE CAPEAMENTO

1. GoldFoil

O primeiro método de capeamento de polpas expostas, utilizando folhas de ouro, foi descrito por Pfaff em 1756. Até o final do século XIX, a maioria dos materiais era utilizada empiricamente, com a idéia de que o tecido pulpar deveria ser irritado por condicionamento ácido ou cauterização para cicatrizar. Mais tarde, foi dada mais atenção aos agentes desinfectantes, porque se tornou óbvio que os microrganismos eram a razão da inflamação pulpar - mas estes agentes eram citotóxicos.[93]

2. Corticosteróides e antibióticos

Os corticosteróides como a hidrocortisona, Cleocin, cortisona, foram utilizados para o capeamento pulpar com o objetivo de reduzir ou prevenir a inflamação pulpar. O uso de corticosteróides tópicos no tratamento da polpa vital foi relatado pela primeira vez há mais de 50 anos por Rapoport e Abramson, com 80-93% de sucesso em procedimentos de capeamento pulpar.[94]

Antibióticos: O Ledermix, que contém triamcinolona (um esteroide) e desmetilclortetraciclina (um antibiótico), é uma preparação tópica utilizada como agente de capeamento pulpar. É eficaz no controlo da inflamação após a preparação dos dentes e reduz a necessidade de recorrer a analgésicos para o alívio da dor. Para o tratamento de emergência de pulpite irreversível, a pasta alivia a dor até ser efectuada uma terapia definitiva do canal radicular. O cimento pode ser utilizado como agente de capeamento pulpar em caso de pequena exposição pulpar e como um excelente sublinhar para cavidades profundas onde não ocorreu exposição mas está presente dentina hipersensível.

Gardner *et al,* verificaram que a vancomicina, em combinação com o hidróxido de cálcio, era um pouco mais eficaz do que o hidróxido de cálcio utilizado isoladamente e estimulava uma ponte de dentina reparadora mais regular.[95]

Pulpomixine é composto por acetato de dexametasona, sulfato de polimixina B e sulfato de framicetina. A sua utilização está contra-indicada em doentes alérgicos a qualquer um dos seus componentes. A pulpoximina é aplicada no assoalho da cavidade em cavidades profundas sem exposição pulpar, pulpite aguda e exposição pulpar recente com pulpite recente.[94]

3. Cianoacrilato de isobutilo

O cianoacrilato é um adesivo que resulta da reação química entre o formaldeído e os ésteres de cianoacetato.[51] É um excelente agente de capeamento da polpa devido às suas propriedades hemostáticas e bacteriostáticas; ao mesmo tempo, causa menos inflamação do que o hidróxido de cálcio. Mas não pode ser considerado como uma alternativa terapêutica adequada ao hidróxido de cálcio, uma vez que não produz uma barreira contínua de dentina reparadora após a aplicação no tecido pulpar exposto. BhaskarSH *et al*[96] , e Heys DR *et al,*[97] investigaram o isobutil cianoacrilato e a cerâmica de fosfato tricálcico como materiais de capeamento pulpar direto. Embora se tenha verificado uma resposta pulpar sob a forma de redução da inflamação e de uma ponte de dentina imprevisível, nenhum destes materiais foi promovido junto dos profissionais de medicina dentária como uma técnica viável.

5. Revestimentos adesivos

Proporcionam um selamento marginal completo e previnem a intrusão bacteriana. Permite a reparação da polpa, caracterizada por uma nova camada de células odontoblásticas subjacente à formação da ponte de dentina. Muitos estudos indicaram que o compósito e o ionómero de vidro modificado por resina são compatíveis com o tecido pulpar. De acordo com Miyakoshi *et al,* os adesivos 4-META e os agentes de ligação à dentina hibridizados proporcionam uma adesão superior aos tecidos duros periféricos e um selamento eficaz contra microfugas. No entanto, os resultados são fracos devido ao seu efeito citotóxico e à ausência de formação de pontes calcárias. [98] No entanto, Hebling *et al* (1999), relataram no seu estudo que o sistema adesivo (all bond 2) não parece permitir qualquer reparação pulpar e não parece ser indicado para o capeamento pulpar de dentes humanos. [99] Costa *et al,* avaliaram a resposta de polpas de ratos capeadas com cimento de glassionómero modificado por resina ou sistema adesivo autocondicionante e verificaram que, apesar de alguma resposta pulpar inflamatória, ambos os agentes experimentais de capeamento pulpar permitiram a cicatrização pulpar caracterizada por fibro-dentina rica em células e deposição de dentina terciária.[100]

6. Formocresol

O formocresol foi utilizado pela primeira vez por Buckley como medicamento para os canais radiculares.

O formocresol de Buckley continha 19% de formaldeído e 35% de cresol num veículo de 15% de glicerina e 31% de água. O formaldeído é um agente alquilante eficaz e o cresol é um composto fenólico coagulante de proteínas. A elevada taxa de sucesso do formocresol na pulpotomia levou à sua utilização também no capeamento da polpa.

Mecanismo de ação:

O formocresol é eficaz devido às seguintes propriedades:

- É bactericida e, por isso, mata as bactérias.
- Inibe reversivelmente muitas enzimas do processo inflamatório.
- Torna a polpa inerte e fixa-a.[9]

Denominações comerciais: Pharmadent fromocresol, Dentist Buckleys formocresol.

Um estudo realizado por Pashley EL *et al.* demonstrou a absorção sistémica de FC a partir de dentes pulpotomizados e também demonstrou que o FC produz defeitos em dentes sucessivos. Em 2004, a Agência Internacional de Investigação do Cancro (IARC) concluiu que a exposição crónica a níveis elevados de formaldeído provoca cancro da nasofaringe nos seres humanos.[1]

Garcia-Godoy usou uma pasta de um quinto de formocresol diluído misturado com uma pasta de óxido de zinco-eugenol como medicamento no capeamento pulpar direto de molares primários e relatou uma taxa de sucesso clínico e radiográfico de 96%.[102] Num estudo de Aminabadi NA *et al,* a avaliação radiográfica revelou uma taxa de sucesso de 53,3% e 85% para o capeamento pulpar direto convencional e o capeamento pulpar direto pré-medicado com formocresol, respetivamente. [103]

7. Hidróxido de cálcio

Em 1920, Hermann introduziu o hidróxido de cálcio para obturações de canais radiculares. Entre 1928 e 1930, estudou a reação do tecido pulpar vital ao hidróxido de cálcio para provar que era um material biocompatível. Desde então, o hidróxido de cálcio tem sido recomendado por vários autores para o capeamento pulpar direto, mas foi necessário esperar até meados do século XX para que fosse considerado como o padrão de tratamento. O hidróxido de cálcio é um pó branco e inodoro com a fórmula Ca(OH)2, e um peso molecular de 74,08. Tem uma baixa solubilidade em água (cerca de 1,2 g/l a 25^0 C), que diminui com o aumento da temperatura; tem um pH elevado (cerca de 12,5-12,8) e é insolúvel em álcool.[104]

Mecanismo de ação: Apesar da ampla utilização do hidróxido de cálcio na prática clínica há mais de 60 anos, o seu mecanismo de ação permanece pouco claro. As suas principais acções provêm da dissociação iónica dos iões Ca^{2+} e OH', e do seu efeito nos tecidos vitais, gerando a indução da deposição de tecido duro. O mecanismo do hidróxido de cálcio na formação da dentina reparadora e regenerativa tem sido atribuído a,

1. Libertação de iões hidroxilo que aumenta o pH do tecido pulpar exposto. O aumento do pH induz a necrose local do tecido pulpar exposto. Assim, o efeito do hidróxido de cálcio tem sido considerado como o resultado de uma lesão química, que causa irritação do tecido pulpar vital por baixo da camada necrótica, estimulando os processos de reparação na polpa.

2. Também se postulou que o pH alcalino mantido na região lesionada/tratada cria condições favoráveis para a formação de dentina e que concentrações localizadas elevadas de iões de cálcio aumentam a expressão de genes promotores da mineralização (osteopenia e proteína morfogénica óssea) nas células da polpa.

3. O hidróxido de cálcio solubiliza proteínas bioactivas como factores de crescimento e citocinas da matriz dentinária. As moléculas bioactivas durante a cárie podem ser libertadas pelos ácidos bacterianos com os outros componentes da matriz extracelular. A libertação destas moléculas bioactivas após a lesão dos tecidos dentários, ou potencialmente durante os procedimentos clínicos de restauração, poderia explicar a indução da dentinogénese reparadora e as respostas de defesa observadas após a lesão dentária. O TGF-β1 e a proteína morfogénica óssea-2 podem induzir a diferenciação de células semelhantes a odontoblastos em culturas de papilas dentárias de germes dentários em desenvolvimento, tendo sido sugerido que a regeneração da dentina recapitula estes eventos de desenvolvimento. Esta capacidade de solubilizar as moléculas

bioactivas explica os seus efeitos benéficos na dentinogénese reparadora quando utilizada clinicamente.[105]

Vantagens

o Inicialmente bactericida e depois bacteriostático

o Promove a cicatrização e a reparação

o pH elevado estimula os fibroblastos

o Neutraliza o pH baixo dos ácidos

o Pára a reabsorção interna

o As partículas podem obturar os túbulos abertos

Desvantagens

o Não estimula exclusivamente a dentinogénese

o Não estimula exclusivamente a dentina reparadora

o Associado à reabsorção dentária primária

o Pode dissolver-se após um ano com a dissolução da superfície da cavidade

o Pode degradar-se devido à corrosão ácida

o Degrada-se com a flexão do dente

o Falha marginal com condensação da amálgama o Não adere à dentina ou à restauração de resina

Nomes comerciais: Pulpdent Paste, Dycal, Calasept, Calmix, Odontocide, Life.

Num estudo de Mente J *et al,* a taxa de sucesso global do hidróxido de cálcio, dos 59 dentes, foi de 59,0% com 24 dentes falhados.[106] Noutro estudo de Suhag K *et al,* a taxa de sucesso foi de 69% para o hidróxido de cálcio em 29 dentes tratados.[69]

Barreishi e Nusair *et al* avaliaram o resultado histológico do capeamento pulpar direto com hidróxido de cálcio em dentes humanos. Verificaram que o hidróxido de cálcio promoveu a formação de uma ponte de dentina na maioria dos casos, embora a qualidade da ponte de dentina tenha sido influenciada por factores como o tamanho da exposição e a presença de bactérias.[107]

Hilton TJ *et al* compararam a eficácia do hidróxido de cálcio e do MTA como agentes capeadores directos da polpa e verificaram que o MTA tinha um desempenho superior como agente capeador da polpa em comparação com o hidróxido de cálcio.[108]

Riccuci *et al* realizaram um estudo retrospetivo a longo prazo sobre os resultados do capeamento pulpar direto com hidróxido de cálcio e observaram uma taxa de sucesso muito elevada do capeamento pulpar direto com hidróxido de cálcio, especialmente nos primeiros 10 anos após o tratamento. A principal variável que influenciou o resultado foi a qualidade da restauração coronal.[109]

8. Ionómero de vidro (GI) / Ionómero de vidro modificado por resina (RMGI)

Os cimentos RMGI e as resinas hidrofílicas mostraram inicialmente resultados favoráveis em estudos preliminares de capeamento pulpar em primatas não humanos. No entanto, estes materiais, incluindo os compósitos de resina, têm sido caracterizados como sendo citotóxicos quando em estreita proximidade ou diretamente colocados sobre o tecido pulpar. Investigações actuais também demonstraram que mesmo baixas concentrações de dimetacrilato de trietilenoglicol (TEGDMA), um composto encontrado em agentes de ligação à dentina, inibe a mineralização das células da polpa dentária e a formação de dentina reparadora.[110]

9. Compostos de fosfato de cálcio:

O fosfato alfa-tricálcico e o fosfato tetracálcico fixam-se e transformam-se em hidroxiapatite. O cimento de fosfato de cálcio foi sugerido como alternativa viável devido à sua boa biocompatibilidade, resistência superior à compressão e à sua transformação em hidroxiapatite ao longo do tempo. Yoshimine *et al* demonstraram que, em contraste com o hidróxido de cálcio, o cimento de fosfato tetracálcico induziu a formação de pontes sem necrose tecidular superficial e com ausência significativa de inflamação pulpar.[111]

10. Hidroxiapatite:

A hidroxiapatite (HA) é um dos blocos de construção que constituem o esmalte, a dentina e o cemento dos dentes. A hidroxiapatite é a forma natural do mineral apatite de cálcio, também conhecido como fosfato de cálcio. A hidroxiapatite é um dos biomateriais mais estudados no domínio da medicina devido à sua comprovada biocompatibilidade e por ser o principal constituinte da parte mineral do osso e dos dentes.[112]

Mecanismo de ação: A hidroxiapatite tem um potencial osteocondutor que ajuda na formação de uma barreira de tecido duro. Tem também um efeito remineralizante significativo.

Indicação: Este biomaterial tem a sua indicação no tratamento endodôntico como capeamento pulpar, mais concretamente, capeamento pulpar direto.

Vantagem: A hidroxiapatite tem propriedades excepcionais como

- Biocompatibilidade
- Bioatividade
- Osteocondutividade
- Não-toxicidade e
- Carácter não-inflamatório

Existem opiniões divergentes relativamente à utilização da hidroxiapatite no capeamento pulpar. Vários estudos relataram que a hidroxiapatite não resulta na formação de uma barreira de tecido duro no capeamento direto da polpa. Num estudo realizado por Subay e Asci, a hidroxiapatite não conseguiu induzir a formação de uma barreira de tecido duro nas áreas expostas da polpa dentária humana e não foram observados sinais de formação de barreira de tecido duro nas áreas expostas dos dentes que foram submetidos a capeamento pulpar direto com hidroxiapatite.[113]

- Noutro estudo de SJ Swarup *et al,* quatro das cinco amostras do grupo nano-HA desenvolveram ponte de dentina interrompida em 15 dias e formação de ponte contínua no período de 30 dias.[114]
- **Nomes comerciais:** ApaCal ART

11. TheraCal LC:

em capeamento pulpar direto e indireto, como uma base protetora/forro sob compósitos, amálgamas, cimentos e outros materiais de base. O TheraCal LC actua como um isolador/barreira e protetor do complexo pulpar dentário. A formulação proprietária do TheraCal LC consiste em partículas de silicato tricálcico num monómero hidrofílico que proporciona uma libertação significativa de cálcio, tornando-o um material excecionalmente estável e durável como um revestimento ou base. A libertação de cálcio estimula a formação de hidroxiapatite e de pontes de dentina secundária. Gopika *et al* compararam e avaliaram a resposta da polpa humana após o capeamento pulpar direto com TheraCal LC, Septocal LC e Dycal. O seu estudo concluiu que os cimentos TheraCal LC e Septocal LC (hidróxido de cálcio com hidroxiapatite) foram tão eficazes como o Dycal na indução da formação de dentina reparadora e na evocação de uma resposta inflamatória.[115]

12. Agregado de trióxido mineral (MTA):

O agregado de trióxido mineral foi introduzido como material de capeamento pulpar por Torabinejad e colaboradores em meados da década de 1990. O material possui características físico-químicas favoráveis que estimulam a formação de dentina reparadora através do recrutamento e ativação de células formadoras de tecido duro, o que contribui para a formação de matriz e mineralização.[27]

Composição: O cimento é constituído por um pó de silicato de cálcio hidráulico contendo vários compostos de óxidos, nomeadamente:

- Óxido de cálcio
- Óxido férrico
- Óxido de silício
- Óxidos de sódio e de potássio
- Óxido de magnésio
- Óxido de alumínio

O MTA está disponível como MTA cinzento e branco. Não só os dois diferem na composição, como também alguns estudos demonstraram diferenças nas propriedades. Pariroks M *et al* realizaram um estudo que comparou o MTA branco e cinzento como agentes de capeamento pulpar em dentes de cães e observou-se uma ponte calcificada uma semana após o tratamento com ambos os tipos de MTA, sem diferenças significativas entre os dois tratamentos.[116]

Mecanismo de ação:

- O MTA estimula a formação de tecido duro reparador ao sequestrar factores de crescimento e citocinas incorporados na matriz de dentina circundante.
- O hidróxido de cálcio e o silicato de cálcio hidratado, formados durante a hidratação do MTA misto, contribuem para um pH alcalino sustentado. Este ambiente alcalino produz necrose tecidular e induz uma cascata inflamatória que é necessária para o início do processo de cicatrização e reparação de feridas.
- Durante a fixação do MTA, há uma libertação gradual de iões de cálcio que estimula a formação de uma barreira dentinária reparadora, promovendo moléculas de sinalização como o fator

de crescimento endotelial vascular (VEGF), o fator estimulador de colónias de macrófagos (MCSF), o TGF-β e as interleucinas IL-1β e IL-1α.

- O MTA ativa a migração de células progenitoras da polpa central para o local da lesão e promove a sua proliferação e diferenciação em células semelhantes a odontoblastos sem induzir a apoptose das células da polpa.
- A biocompatibilidade do MTA ajustado aumenta a expressão da sialoproteína dentinária, da osteocalcina e da fosfatase alcalina. O MTA estimula muito provavelmente a BMP-2 e o TGF-β1 e, por conseguinte, estimula e promove a mineralização e a regeneração dos tecidos duros.[29]

Indicação: O MTA é utilizado tanto no capeamento pulpar direto como no indireto.

Vantagem:

- O MTA não afecta a produção de espécies reactivas de oxigénio, influenciando assim positivamente a sobrevivência das células.
- O MTA demonstra uma adaptação marginal superior à dentina em comparação com os agentes à base de hidróxido de cálcio.

- O MTA forma uma camada interfacial aderente durante a nucleação mineral na superfície da dentina que parece semelhante à composição da hidroxiapatite quando examinada com difração de raios X, análise de raios X por dispersão de energia e microscopia eletrónica de varrimento (SEM).
- O MTA promove um ambiente biocompatível, não citotóxico e antibacteriano que é favorável à formação de pontes calcificadas reparadoras.[117]

Desvantagem:

- Foi demonstrado um efeito inibitório nas células da polpa dentária na presença de MTA devido à libertação de iões de alumínio.
- O material é caro

  Manipulação difícil
- Pó sensível à humidade - a tampa deve ser recolocada imediatamente após a distribuição

Os resultados sugerem que o Agregado de Trióxido Mineral é um material de capeamento mais eficaz do que o hidróxido de cálcio. Um estudo sobre o agregado de trióxido mineral no capeamento pulpar direto realizado por Daniele L *et al* sugeriu que a sobrevivência da polpa nos dentes após 10 anos atingiu 92,5%.[118]

Nomes comerciais: Proroot MTA, White ProRoot MTA, MTAAngelus, MTA Plus, material de reparação radicular EndoSequence

13. Biodentina

Biodentine é um substituto de dentina de secagem rápida que foi introduzido em 2011. É um cimento de silicato de cálcio que foi introduzido para o capeamento da polpa.

Composição: O Biodentine é constituído predominantemente por

Pó:

- Material do núcleo: silicato tricálcico altamente purificado

(80,1%)

- Enchimento: Carbonato de cálcio (14,9%)
- Opacificador de rádio: Óxido de zircónio

Líquido:

- Água

Acelerador: Cloreto de cálcio

- Agente redutor de água: Polímero hidrossolúvel[68]

Mecanismo de ação:

- A reação do pó e do líquido leva à libertação de Ca^{2+} que promove a bioatividade e as propriedades de formação de apatite da biodentina. Os iões de cálcio desencadeiam a diferenciação das células da polpa dentária e facilitam a mineralização, o que leva à formação de uma ponte de dentina na superfície da polpa.
- Um aumento da libertação de Ca^{2+} é também sugestivo de libertação de OH'. Foi referido que o OH' aumenta o pH do tecido circundante e proporciona o efeito antimicrobiano da biodentina.
- Foi relatado que um ambiente alcalino desencadeia e promove o processo de reparação dos tecidos.
- Também foi relatado que a biodentina liberta iões de silício (Si+4) na dentina adjacente. Foi relatado que o Si^{4+} libertado pela biodentina promove a mineralização e facilita a formação de pontes de dentina.][1119]

Vantagem:

- Em comparação com o MTA, a biodentina demonstra uma melhor propriedade mecânica, melhor estabilidade de cor, menor descoloração dos dentes, aplicação mais fácil e um tempo de presa inicial mais curto (12-16 min vs. 3-4 horas) do que o MTA.

- De acordo com Fathy *et al*, que compararam o Theracal LC com a biodentina e concluíram que a biodenina leva a uma maior libertação de cálcio e tem uma maior intensidade de elementos remineralizantes.[120]
- A hidroxiapatite produzida pela biodentina sela a interface do material dentário e, assim, evita a microinfiltração que é necessária para o sucesso do capeamento pulpar, proporcionando um ambiente adequado para a formação da ponte de dentina.

Desvantagem:

- Baixa radiopacidade
- Dificuldade em obter a consistência pretendida ou desejada

Indicação: O Biodentine é utilizado como material de capeamento pulpar, tanto no capeamento pulpar direto como no indireto.

Num estudo realizado por Jalan AL *et al.* sobre a comparação da resposta da polpa dentária humana ao hidróxido de cálcio e à biodentina como agentes de capeamento pulpar direto, observou-se a formação de pontes dentinárias completas em 80% das amostras de biodentina.[121]

Num outro estudo realizado por Tziafa C *et* sobre as respostas dentinogénicas após o capeamento direto da polpa de dentes de suínos em miniatura com biodentina, verificou-se que a espessura das pontes de tecido duro era significativamente maior após o capeamento da polpa com biodentina em comparação com o MTAAngelus branco.[122]

Denominações comerciais: Steptodont biodentine

15. Laser

O laser (amplificação da luz por emissão estimulada de radiação) é um comprimento de onda de fotão único fabricado com energia luminosa concentrada que pode exercer um forte efeito, visando os tecidos a um nível de energia muito inferior ao da luz natural. A investigação dos lasers dentários começou já na década de 1960. O primeiro laser, um laser de rubi, foi construído em 1960 por Maiman. O primeiro laser de geração contínua foi um laser de hélio e néon (He-Ne) de baixa potência desenvolvido por Javan *et al.* em 1961, enquanto um laser de Nd:YAG foi demonstrado pela primeira vez por Geusic *et al.* nos Bell Laboratories em 1964. Dos lasers disponíveis, os lasers de CO2, Nd:YAG, Er:YAG e Er,Cr:YSGG são basicamente lasers de média a alta potência, enquanto os lasers de díodo têm uma vasta gama de emissão de energia e podem ser utilizados como lasers de baixa ou média a alta potência, dependendo do nível de energia emitido.[123]

Mecanismo de ação:

O mecanismo de ação do laser baseia-se nas diferenças de níveis de energia entre os electrões da banda de condução e de valência nestes semicondutores.

- Os lasers podem ser úteis para a preparação dos tecidos duros, uma vez que o laser pode fazer a ablação da dentina cariada sem contacto direto. Por conseguinte, o tratamento com laser minimiza os danos mecânicos no tecido pulpar exposto.
- Os lasers podem conseguir a neoformação de dentina calcificada, talvez devido à excitação dos odontoblastos ou à

produção de células pulpares que tinham funcionado anteriormente.

Moritz *et al* utilizaram um laser de C02 para o capeamento pulpar direto no seu ensaio clínico e compararam os resultados com os obtidos com o hidróxido de cálcio, tendo demonstrado uma taxa de sucesso de 89% nos grupos em que o laser foi utilizado até à coagulação completa da polpa e, em seguida, foi aplicado um penso de hidróxido de cálcio, enquanto os grupos em que apenas foi utilizado o hidróxido de cálcio apresentaram uma taxa de sucesso consideravelmente inferior, de 68%. Assim, os autores relataram resultados positivos após o capeamento pulpar assistido por laser. [124]

Olivi *et al* utilizaram um laser Er:YAG (25 mJ/pulso, 20 pps, 10 s) e relataram resultados mais positivos em dois grupos de pacientes com dentes permanentes cariados: um grupo de crianças com idades entre 11 e 18 anos (média: 14,5 anos) e um grupo de adultos com idades entre 19 e 40 anos (média: 27,1 anos). Um acompanhamento de quatro anos mostrou uma taxa de sucesso de 75% no grupo das crianças e de 70% no grupo dos adultos com o laser Er:YAG.[125]

Vantagens

Melhores resultados clínicos, radiográficos e histológicos após a utilização do laser para pulpotomia em dentes decíduos.

- O doente não apresentou qualquer dor ou desconforto e não foi necessário qualquer analgésico nas pulpotomias com laser de díodo.
- Melhor hemostase
- Descontaminação
- Fotobioestimulação da polpa

Desvantagens

- O custo elevado
- Falta de competências e de formação dos operadores
- Profundidade de penetração limitada
- Geração excessiva de calor

16. Factores de crescimento

Os factores de crescimento são moduladores biológicos capazes de promover a proliferação e diferenciação celular. As fontes comuns de factores de crescimento utilizadas nas terapias da polpa vital incluem o plasma rico em plaquetas e a fibrina rica em plasma.

Plasma rico em plaquetas

É obtido a partir do sangue humano, que é rico em factores de crescimento. De acordo com M Maden *et al,* o plasma rico em plaquetas promove respostas inflamatórias na polpa dentária de ratos infectados. Assim, promove a cicatrização de feridas nas células da polpa e também previne a necrose das células pulpares.[126]

Fibrina rica em plasma:

A fibrina rica em plaquetas (PRF) é uma matriz de fibrina na qual as citocinas plaquetárias, os factores de crescimento e as células ficam retidos e podem ser libertados após um determinado período de tempo, podendo servir como uma membrana reabsorvível. O PRF é uma das novas gerações de concentrados de plaquetas, que é popular entre a tecnologia de fibrina. O PRF contém uma concentração supra fisiológica de leucócitos, que são as células primárias responsáveis pela luta contra as invasões bacterianas e tem uma influência na proliferação de odontoblastos. O PRF induziu a propagação e diferenciação celular das células da polpa através da regulação positiva da expressão da osteoprotegerina e da fosfatase alcalina, o que expressa o papel do PRF na formação de dentina reparadora. O problema reside nos erros de preparação do PRP, uma vez que envolve sensibilidade técnica dos vários passos da sua preparação.

Num estudo realizado por Ohran E *et al,* a formação de dentina reparadora observada neste estudo sugere que o PRP pode induzir ou promover processos reparadores intrínsecos na polpa dentária de ratos. Dentro das limitações deste estudo em animais, o PRP induziu a formação de dentina reparadora após o capeamento direto de polpas expostas de forma tão eficaz como o MTA e o hidróxido de cálcio.

Mansour N K *et al* estudaram o efeito da fibrina rica em plaquetas na adaptação marginal de materiais bioactivos utilizados no capeamento pulpar direto e concluíram que a fibrina rica em plaquetas injetável proporcionou uma melhor adaptação marginal do agregado de trióxido mineral ou do enxerto ósseo bioativo à polpa e à dentina, que melhorou com o tempo, de um mês para três meses.[127]

TRATAMENTO DE UM DENTE IMATURO COM POLPA VITAL NÃO

Dentes permanentes imaturos com polpas necróticas são candidatos difíceis para obturações convencionais de canais radiculares. Eles também têm uma maior suscetibilidade a fracturas radiculares após o tratamento. No passado, muitos tratamentos diferentes foram propostos para dentes permanentes imaturos com polpas necrosadas. Estes incluem a adaptação personalizada de materiais de obturação como a guta percha (Stewart 1963), obturações com pasta em canais largos (Friend 1967) e cirurgias periapicais (Ingle 1965). As limitações associadas a estes procedimentos desviaram o interesse para terapias que visavam induzir uma barreira calcificada numa raiz com ápice aberto ou promover a continuação do desenvolvimento radicular de uma raiz incompletamente formada em dentes com polpas necróticas. Estas intervenções são designadas por procedimentos de apexificação e foram popularizadas por Frank 1966. O hidróxido de cálcio foi a escolha preferida para estes procedimentos.[1128] ! O princípio subjacente era a remoção da polpa necrótica, seguida de um desbridamento completo do canal e do controlo da infeção com ou sem um medicamento antissético.

Sugere-se que a remoção completa da polpa necrótica é um pré-requisito para o fechamento apical, pois, caso contrário, se deixada no canal, pode iniciar fortes reações inflamatórias na região periapical.[129]

Os problemas práticos de múltiplas visitas, a natureza do tecido duro formado e a duração do tratamento são limitações do procedimento de apexificação. A 'técnica de barreira apical[1] foi proposta para resolver estas desvantagens. Esta técnica envolveu a colocação de uma matriz na região apical para evitar a extrusão de materiais de obturação endodôntica[1] Vários materiais podem ser usados para formar uma barreira apical, sendo o MTA (agregado de trióxido mineral) uma escolha popular. Também foram propostas várias intervenções para reforçar as paredes da raiz.[130] Os "procedimentos endodônticos regenerativos (REPs)" denotam a mais recente proposta para o tratamento de dentes permanentes imaturos com polpas necróticas. Nestas situações, a polpa pode ser substituída quer pela criação de novos tecidos internos, quer pela entrega de tecidos externos adequados.[128]

As intervenções para dentes permanentes imaturos com polpas necróticas podem, portanto, ser amplamente categorizadas como

- Técnicas de apexificação em várias etapas.
- Técnicas de apexificação num único passo.
- Técnicas de obturação apical.
- Intervenções de reforço das raízes.
- Procedimentos/intervenções endodônticas regenerativas.

UTILIZAÇÃO DA TÉCNICA DO CONE DE EXTREMIDADE ROMBA OU DO CONE EM ROLO:

A obturação completa requer a utilização das maiores pontas de guta-percha personalizadas ("tailor made") para se adaptarem ao batente apical irregular ou à barreira.

Para a preparação de rolos de guta-percha "por medida".

A. Um certo número de pontas de guta-percha aquecidas e grossas são dispostas ponta a ponta numa placa de vidro esterilizada.

B. As pontas são enroladas com uma espátula até obter uma massa em forma de bastão.

C. Através de aquecimento e enrolamento repetidos, o rolo de guta-percha é formado com o tamanho aproximado do canal a ser preenchido. Não deve haver espaços vazios na massa.

D. Antes do ensaio do rolo feito por medida, a guta-percha deve ser arrefecida com um spray de cloreto de etilo

E. É efectuada uma radiografia da ponta de guta-percha feita à medida.

F. A superfície externa da ponta endurecida também pode ser amolecida por calor ou "flash" - mergulhando a ponta em clorofórmio, eucaliptol ou halotano para obter uma impressão interna do canal.[59]

A obturação do canal radicular com a extremidade maior de um cone de guta-percha ou de um cone personalizado não é aconselhável porque o forame apical é geralmente mais largo do que o orifício do canal radicular. Isto impediria a condensação adequada da guta-percha e a preparação adequada do canal enfraqueceria consideravelmente o dente. Também seria difícil avaliar radiograficamente o ponto de desenvolvimento da raiz, porque a formação da raiz no plano vestibulolingual é menos avançada do que no plano mesiodistal.[32]

TÉCNICA DE ENCHIMENTO CURTO

Moodnick" propôs a remoção da maior parte do tecido necrótico e a obturação do canal radicular a curta distância do ápice com guta-percha. Também defendeu a utilização de Diaket@ (Premier Dental Products), um composto de beta-cetonas e óxido de zinco, em vez de guta-percha para melhorar a cicatrização. No entanto, com uma obturação incompleta, os micróbios podem permanecer na parte apical do sistema de canais radiculares, e a cicatrização pode não ocorrer ou pode ocorrer mais tarde uma rutura periapical.[32]

Apexificação

DEFINIÇÃO: de acordo com o Glossário de termos endodônticos da Associação Americana de Endodontistas, a apexificação é definida como "um método de indução de uma barreira calcificada numa raiz com um ápice aberto ou a continuação do desenvolvimento apical de uma raiz incompletamente formada em dentes com polpa necrótica. A apicificação induz o fecho apical através da formação de tecido mineralizado (osso, osteodentina, osteocemento ou uma combinação de todos) na zona apical da polpa de um dente não vital incompletamente formado.[131]

Tradicionalmente, o protocolo clínico para a "apexificação" envolvia a colocação de hidróxido de cálcio como medicamento intra-canal para eliminar a infeção intra-radicular e induzir uma barreira apical, o que exigia várias visitas e um tratamento prolongado, que podia demorar vários meses. Recentemente, ganhou popularidade um protocolo alternativo de apexificação numa única consulta, que envolve a utilização de agregado de trióxido mineral, como forma de criar uma barreira artificial no ápice aberto, à qual se pode formar rapidamente uma barreira de tecido duro com resultados semelhantes aos da utilização de hidróxido de cálcio. Na técnica da barreira apical, um material de barreira biocompatível é colocado no ápice para facilitar a obturação. O agregado de trióxido mineral é o material de eleição devido à sua óptima capacidade de selamento, biocompatibilidade e capacidade de induzir a formação de tecido duro e de se fixar num ambiente húmido. A vantagem de utilizar esta técnica é o facto de o tempo de tratamento ser reduzido a uma ou duas consultas com uma expedição significativa do tratamento com resultados e prognóstico semelhantes. A desvantagem da utilização do hidróxido de cálcio ou do agregado de trióxido mineral tem sido a inconsistência na obtenção de uma maturação radicular contínua. Os dentes tratados com qualquer uma das técnicas correm um maior risco de fratura radicular em consequência das paredes dentinárias finas, o que resulta na perda prematura do dente.[132]

MATERIAIS UTILIZADOS PARA A APEXIFICAÇÃO

HIDRÓXIDO DE CÁLCIO

Foi introduzido na medicina dentária por Hermann em 1920. A utilização do hidróxido de cálcio para o encerramento apical foi relatada primeiro por Granath (1959) e mais tarde por Frank (1966). O tempo habitualmente necessário para a apicificação é de 6 a 24 meses. Durante este período, o paciente é chamado a intervalos de 3 meses para monitorização do dente. A pasta de hidróxido de cálcio para utilização em endodontia é composta pelo pó, um veículo e um radiopacificador.[130]

O material calcificado que se forma sobre o forame apical foi identificado histologicamente como osteoide e cementóide. Além disso, parece haver diferenciação das células do tecido conjuntivo adjacente em células especializadas e deposição de tecido calcificado adjacente ao material de preenchimento. O fechamento do ápice pode ser parcial ou completo, mas consistentemente tem comunicações minúsculas com os tecidos periapicais. A formação de tecido mineralizado incompleto ou poroso no ápice do dente é chamada de defeitos de túnel. Estes defeitos podem comprometer a capacidade de selagem da barreira e podem levar ao fracasso do tratamento ou à reinfeção do sistema de canais radiculares. A extremidade da raiz após os procedimentos de apexificação geralmente resulta numa forma um pouco diferente da configuração da raiz após o desenvolvimento normal.[11331]

MECANISMO DE ACÇÃO:

As respostas clínicas, radiográficas e histológicas favoráveis obtidas com o hidróxido de cálcio estão relacionadas com a participação dos iões Ca^{2+} e OH^ em vários mecanismos que proporcionariam:

(i) Controlo da reação inflamatória (por ação higroscópica; formação de pontes de proteinato de cálcio e inibição da fosfolipase);

(ii) A neutralização dos produtos ácidos dos osteoclastos (hidrolases ácidas e ácido lático)

(iii) Indução da mineralização (ativação da fosfatase alcalina e das ATPases dependentes do cálcio)

(iv) Indução da diferenciação celular

(v) Despolimerização de endotoxinas

(vi) Ação antibacteriana por meio de danos irreversíveis no

ADN, proteínas, enzimas e lípidos bacterianos.

A ação dos íons cálcio e das hidroxilas promoveria a reorganização progressiva dos tecidos periapicais, caracterizando os estágios evolutivos da reparação, que poderiam ser didaticamente divididos da seguinte forma:

Fase I: redução da intensidade do processo inflamatório periapical.

Fase II: a transformação do tecido de granulação inflamatório em tecido de granulação reparador.

Fase III: Citodiferenciação de células mesenquimatosas indiferenciadas em células reparadoras, por exemplo, fibroblastos, cementoblastos e osteoblastos. Neste processo, o hidróxido de cálcio pode eventualmente estabelecer zonas de resposta tecidular através da formação de calcite (Ca2CO3) nas regiões mais profundas, em resultado da reação do hidróxido de cálcio com o dióxido de carbono tecidular. Estes agregados minerais têm uma elevada afinidade para as glicoproteínas plasmáticas, como a fibronectina. Consequentemente, a adesão, a proliferação e a diferenciação de células totipotentes em células de reparação nestes cristais cobertos de fibronectina ocorreriam, dando início à fase seguinte.

Fase IV: formação de uma barreira de tecido duro através da secreção de uma matriz orgânica extracelular contendo colagénio e glicoproteínas. Neste arcabouço orgânico, mecanismos controlados por enzimas provocariam a deposição de cristais contendo fosfatos e carbonatos insolúveis, levando assim ao fechamento biológico do forame apical.[134]

Efeitos da utilização prolongada de hidróxido de cálcio:

1. Aumento do pH intra-canal

   Tem sido sugerido que a utilização de um produto químico alcalino, como o hidróxido de cálcio, como medicamento intracanal pode desnaturar a matriz orgânica da dentina ou destruir a matriz inorgânica, enfraquecendo assim o órgão dentário. De facto, tem-se verificado um aumento do pH, por difusão dos iões hidroxilo através dos túbulos dentinários, tal como relatado no estudo realizado por Wakabayashi *et al.*[135] Esta difusão pode estar relacionada com uma alteração da matriz orgânica dentinária.

   De facto, o hidróxido de cálcio pode levar à desproteinização do colagénio dentinário em vez de desmineralização. Quando se utiliza o hidróxido de cálcio como material de obturação radicular, a relação fosfato/amida aumenta, indicando uma perda de proteínas e não uma desmineralização (a desmineralização teria sido demonstrada por uma relação invertida). Foi relatado que o baixo peso molecular do hidróxido de cálcio (56,1 Dalton) poderia facilitar a sua penetração através desta barreira e causar uma transformação tridimensional do tropocolagénio (a principal proteína estrutural no espaço extracelular nos vários tecidos conjuntivos).

2. O efeito na resistência à fratura da dentina (enfraquecimento da resistência da dentina à fratura)

   O hidróxido de cálcio, como medicamento intracraniano de longa duração, tem um efeito significativo na resistência à fratura radicular. Devido à sua alcalinidade, pode neutralizar, dissolver ou desnaturar os componentes ácidos da matriz orgânica, que actuam como agentes de ligação entre os cristais de hidroxiapatite e as fibrilas de colagénio, enfraquecendo assim a dentina. A resistência à flexão da dentina depende em parte de uma ligação íntima entre os cristais de hidroxiapatite e a rede de colagénio. De facto, a matriz orgânica é composta em parte por proteínas e proteoglicanos que contêm grupos fosfato e carboxilato. Estes grupos actuam como agentes de ligação entre o colagénio e a hidroxiapatite. A utilização prolongada de hidróxido de cálcio durante a apicificação irá, portanto, resultar em modificações ultra-estruturais na dentina radicular. Estas alterações irão reduzir a resistência à fratura da dentina, causando assim a fratura da raiz dos dentes permanentes imaturos. No entanto, uma utilização intra-canal que não exceda 30 dias, conduz apenas a pequenas alterações nas propriedades mecânicas da dentina.[134]

VANTAGENS:

1. Indução da dentinogénese: O hidróxido de cálcio promove a formação de novo tecido semelhante à dentina na região periapical, melhorando a integridade estrutural do dente e apoiando a cicatrização periapical.
2. Custo-eficácia: O hidróxido de cálcio é relativamente barato em comparação com os materiais alternativos utilizados nos procedimentos de apexificação, o que o torna uma opção rentável tanto para os doentes como para os médicos.
3. Sucesso clínico comprovado: A apexificação com hidróxido de

cálcio tem sido utilizada clinicamente há décadas e tem demonstrado um sucesso fiável a longo prazo na promoção da cicatrização periapical e na preservação da função dentária.

DESVANTAGENS DA APEXIFICAÇÃO COM HIDRÓXIDO DE CÁLCIO:

1. Longo período de tratamento e múltiplas sessões de tratamento, o que aumenta os custos para o paciente (6 a 24 meses).[105]
2. O pH elevado na região apical pode danificar os tecidos periapicais e impedir a transformação de células mesenquimais indiferenciadas em odontoblastos.
3. A barreira formada é normalmente incompleta e mesmo em áreas que parecem completas está cheia de porosidades, o que pode comprometer o selamento apical.

CIMENTO PORTLAND BRANCO (WPC)

O cimento Portland branco (WPC) é quase idêntico ao MTA do ponto de vista microscópico e macroscópico. Sob difração de raios X, possui as mesmas propriedades antimicrobianas, físicas, químicas e biológicas e resultados semelhantes durante os estudos in vivo e in vitro. O WPC não contém óxido de bismuto, mas contém potássio. A libertação de arsénio de ambos os materiais situa-se no intervalo de 0,002-0,007 ppm, que é inferior à da água potável. Num estudo de série de casos, Chakraborty *et al* relataram resultados clínicos bem-sucedidos após 6 meses de acompanhamento de 3 casos com condições de ápice não vital e aberto após a aplicação de cimento Portland branco como barreira apical. [136]

COMPOSIÇÃO DO CIMENTO PORTLAND BRANCO:

O WPC tem 2 constituintes principais: silicato tricálcico e silicato dicálcico, bem como outros constituintes, por exemplo, 20% de sílica, 65% de cal, 10% de óxido férrico, alumínio e 5% de outros compostos. Verificou-se que o WPC modificado pode selar um ápice aberto. Após 3-6 meses de acompanhamento, os sintomas clínicos e as rarefacções peri-apicais desapareceram.

AGREGADO DE TRIÓXIDO MINERAL

O agregado de trióxido mineral (MTA) ganhou grande popularidade para o procedimento de apexificação. Produz a formação de tecido duro apical com uma consistência significativamente maior do que o hidróxido de cálcio. Permite a compressão vertical de selantes e cargas no resto do espaço do canal radicular. O MTA é um material pouco solúvel capaz de cicatrizar e selar os canais radiculares. Atinge um pH de 12,5 após a presa, o que é favorável à sua propriedade antimicrobiana.

Para obter uma vedação hermética, é necessário colocar uma pelota de algodão húmida sobre o MTA, uma vez que este possui expansão de presa. A obturação é efectuada 72 horas após a colocação do MTA, quando este atinge uma elevada resistência à compressão.

Foi demonstrado que o MTA induz a formação de tecido duro apical sem uma resposta inflamatória, devido à sua excelente biocompatibilidade.

Além disso, foi demonstrado que o osso recém-formado, o cemento e o ligamento periodontal se fixam à camada de MTA, proporcionando uma excelente vedação.[20] O ambiente húmido, como consequência de ápices muito abertos, significa que um material hidrofílico adequado, como o MTA, é ideal em termos de capacidade de fixação sem o risco de ser lavado.[137]

O MTA é uma alternativa promissora ao hidróxido de cálcio. Oferece vantagens como:

(i) Redução do tempo de tratamento

(ii) Restauração imediata do dente

(iii) Não tem efeitos adversos nas propriedades mecânicas da dentina radicular. A principal desvantagem do MTA é a sua difícil manipulação. A colocação do material numa área muito aberta é uma tarefa difícil e também existe o risco de extrusão deste material dispendioso para os tecidos periapicais. Lemon defendeu a utilização de uma matriz quando o diâmetro da perfuração é superior a 1 mm para evitar a extrusão do material de selamento. Da mesma forma, uma matriz pode ser usada para a colocação previsível do MTA em procedimentos de apexificação. A utilização de uma matriz fornece uma base contra a qual o MTA pode ser embalado. Foram defendidos vários materiais para serem utilizados como matriz, por exemplo, sulfato de cálcio, hidroxiapatite, colagénio e fibrina rica em plaquetas.

Outras desvantagens do MTA incluem:

- Tempo de presa longo: O tempo de presa do MTA varia entre 45 e 175 minutos. Devido a este longo tempo de presa, a resistência à compressão inicial é baixa.
- Custo elevado do material: O custo elevado do material pode ser uma desvantagem significativa para alguns consultórios

dentários e pacientes. Esta consideração do custo pode influenciar as decisões de tratamento e contribuir para a procura de alternativas mais económicas em determinados casos.

- Potencial de descoloração: O potencial de descoloração do MTA foi reconhecido como um dos seus inconvenientes.
- Dificuldade de retirada: O MTA pode ser difícil de retirar depois de ter assentado, devido à sua natureza dura e densa. As suas excelentes propriedades de selagem e integração com os tecidos circundantes tornam difícil a sua remoção completa sem causar danos na estrutura do dente. Esta dificuldade no retratamento sublinha a importância de uma consideração e planeamento cuidadosos quando se utiliza o MTA em procedimentos endodônticos.[138]

Kaur *et al.* compararam o hidróxido de cálcio e o MTA, utilizados para a apexificação em dentes permanentes jovens e imaturos, e verificaram que o MTA apresentou uma formação de barreira apical significativamente mais rápida do que o hidróxido de cálcio.[139]

Noutro estudo semelhante em incisivos superiores permanentes com hidróxido de cálcio ou MTA, Pradhan *et al* avaliaram a formação de uma barreira apical biológica e demonstraram que o tempo médio para o hidróxido de cálcio formar uma barreira de tecido duro é significativamente mais longo do que o tempo necessário para o MTA induzir uma barreira semelhante.[140] Num estudo de série de casos, Pace *et al* relataram resultados bem sucedidos em 10 de 11 dentes com polpas necróticas e ápices abertos após a aplicação de MTA como barreira apical após 24 meses.[141]

Num exame radiográfico prospetivo de 43 dentes com polpas necróticas e ápices abertos, Simon *et al* utilizaram o MTA como barreira apical e relataram 81% de sucesso nestes casos.[142]

BIODENTINE

Biodentine é um novo cimento à base de silicato de cálcio e um substituto bioativo da dentina indicado para a reparação de perfurações radiculares, apexificação e obturação retrógrada de canais radiculares. Está disponível sob a forma de pó numa cápsula e de líquido numa pipeta.

MECANISMO DE ACÇÃO: Biodentine contém partículas à base de silicato de cálcio, que libertam iões de cálcio após a hidratação. Estes iões de cálcio desempenham um papel crucial na promoção da mineralização e na deposição de cristais de hidroxiapatite no ápice da raiz. As suas propriedades bioactivas estimulam a diferenciação de células estaminais em células semelhantes a odontoblastos. Estas células produzem tecido semelhante à dentina, contribuindo para a formaçao de uma barreira de tecido duro no ápice da raiz. Forma um selo apertado na extremidade da raiz, impedindo a microinfiltração e a entrada de bactérias. Esta vedação é essencial para manter um ambiente estéril dentro do espaço do canal radicular e promover o sucesso da formação da barreira apical.[143]

AVANÇOS:

- A apexificação com biodentine requer um tempo de tratamento significativamente menor entre a primeira consulta do paciente e a restauração final.
- Tem uma capacidade de selagem superior, é biocompatível e menos citotóxico em comparação com outros materiais atualmente utilizados.
- Quando comparado com outros materiais, como o cimento de ionómero de vidro e o MTA, o biodentin apresenta a menor

microinfiltração.

DESVANTAGENS:

- Baixa opacidade do rádio
- Dificuldade em obter a consistência desejada

Tang *et al* compararam a capacidade de selamento da biodentina e do MTA como materiais de obturação da extremidade radicular e verificaram que a biodentina era superior ao MTA em termos de capacidade de selamento quando utilizada como material de obturação da extremidade radicular. [144] Tolibah *et al.* compararam o MTA e a biodentina no procedimento de apexificação de primeiros molares permanentes imaturos não vitais e concluíram que a biodentina apresentou resultados favoráveis na cicatrização de lesões apicais, comparáveis aos do MTA, mas com um tempo de tratamento menor associado à sua utilização.[145]

TÉCNICAS DE APEXIFICAÇÃO

APEXIFICAÇÃO COM HIDRÓXIDO DE CÁLCIO

A formação de uma barreira de tecido duro no ápice aberto de um dente permanente imaturo tem sido tradicionalmente realizada utilizando pensos de hidróxido de cálcio de longa duração e tem sido um procedimento endodôntico aceite com um elevado grau de sucesso. A formação da barreira impede a extensão excessiva do material de obturação radicular para os tecidos periapicais circundantes. Um estudo efectuado por Abott PV demonstrou que as mudanças repetidas do penso, inicialmente ao fim de 1 mês e, posteriormente, a intervalos de 3 meses, podem resultar na formação de uma barreira de 4 a 9 meses. Estão disponíveis várias pastas comerciais de hidróxido de cálcio, incluindo aquelas feitas com soro fisiológico (EndoCal e Calasept) ou metilcelulose (Pulpdent e TempCanal). Estas últimas são menos solúveis e têm uma consistência mais cremosa, ideal para serem colocadas no interior do canal com menos extrusão e dissolução ao longo do tempo.[146] Quanto maior for a abertura no ápice, maior é a probabilidade de dissolução, tornando os produtos à base de soro fisiológico mais susceptíveis de serem lavados. Os passos clínicos quando utiliza hidróxido de cálcio incluem:

1. O tratamento é efectuado sob anestesia local e isolamento com dique de borracha, utilizando um microscópio operatório dentário.
2. Estabelece-se um acesso direto ao dente. A visualização direta do forame apical deve ser tentada utilizando o microscópio operatório dentário.
3. O canal radicular é desbridado quimicamente com irrigação abundante

utilizando uma solução de hipoclorito de sódio (que pode ser administrada por ultra-sons ou por ativação sónica, como o EndoActivator).

4. É necessária uma moldagem mínima devido às paredes dentinárias finas. O comprimento de trabalho é determinado utilizando localizadores apicais electrónicos, pontos de papel e radiografias.
5. O canal foi seco com pontas de papel esterilizadas e foi colocado hidróxido de cálcio (Ultracal XS, Ultradent, South Jordan, e UT) como medicamento intracanal.

6. É colocado um penso provisório de pasta Ledermix ou uma mistura 50:50 de pasta Ledermix e Pulpdent para controlar qualquer infeção e prevenir qualquer reabsorção inflamatória que possa estar presente. Em seguida, é colocada uma restauração provisória de selagem dupla de Cavit e cimento de ionómero de vidro.

7. Na segunda consulta, o canal é irrigado de novo, seco e preparado com uma pasta de hidróxido de cálcio adequada. O hidróxido de cálcio pode ser preenchido no ápice utilizando tampões ou pontas de papel grosso. O canal é então preenchido com hidróxido de cálcio para assegurar que não ocorre reinfeção durante o período intermédio. São tiradas radiografias para verificar se o nível apical de hidróxido de cálcio é satisfatório e para assegurar que não ocorreu um enchimento excessivo. O canal deve parecer radiopaco, indicando que todo o canal foi preenchido com hidróxido de cálcio. De seguida, substitui-se uma restauração provisória bem selada até ao nível do orifício radicular.

8. O doente é reavaliado a intervalos de 3 meses e é efectuada uma nova radiografia

Pode tirar uma fotografia para avaliar se se formou uma barreira apical e se o penso de hidróxido de cálcio foi lavado. Se não for evidente qualquer lavagem, então o penso não precisa de ser substituído. Se a evidência de lavagem for clara, indicada pela ausência de material radiopaco dentro do canal, então os pensos podem ser substituídos. O progresso da formação da barreira pode ser avaliado utilizando pontos de papel. É selecionada uma ponta de papel grande para verificar a presença de uma barreira apical, pressionando suavemente o ápice e verificando se existe alguma evidência de sangue/exsudado e se a ponta de papel pode ser introduzida facilmente para além do ápice. Se não for confirmada a presença de uma barreira, é introduzido um penso adicional ao nível do ápice onde se pretende formar uma barreira.

9. Uma vez confirmada a existência de uma barreira, é colocada uma obturação radicular final utilizando uma técnica de imersão lateral em clorofórmio a frio ou uma técnica de compactação vertical a quente após um período adicional de 3 meses. Após a conclusão, a cavidade de acesso é restaurada permanentemente em conformidade.[11471] **(Fig. 9)**

Frank descreveu quatro resultados bem sucedidos do tratamento de apexificação:

(1) Fecho contínuo do canal e do ápice para um aspeto normal,

(2) Um fecho apical em forma de cúpula, com o canal a manter uma aparência de "blunderbuss",

(3) Nenhuma alteração radiográfica aparente, mas uma paragem positiva na zona apical, e

(4) Uma paragem positiva e evidência radiográfica de uma barreira coronal ao ápice anatómico do dente.

APEXIFICAÇÃO NUMA ETAPA

Num estudo realizado por Kumar SM *et al.* demonstrou que a apexificação do canal numa única consulta pode ser alcançada com elevadas taxas de sucesso.[148]

A técnica é a seguinte

1. A anestesia adequada, a aplicação do dique de borracha e o acesso em linha reta adequado são conseguidos utilizando um microscópio operatório dentário para visualizar os tecidos peri-apicais e apicais.

2. O sistema de canais radiculares é desbridado quimiomecanicamente utilizando desinfectantes adequados (hipoclorito de sódio) com um mínimo de moldagem. A ativação ultra-sónica ou sónica é desejável para garantir a criação de um ambiente livre de bactérias. É colocado um medicamento intracanal de hidróxido de cálcio.
3. Na segunda consulta, se os sintomas estiverem resolvidos, procede-se à limpeza do canal, certificando-se de que os restos de hidróxido de cálcio foram completamente removidos.
4. O pó de MTA é misturado com soro fisiológico estéril para criar uma pasta espessa e cremosa, de acordo com as recomendações do fabricante. Uma matriz reabsorvível pode ser introduzida no ápice antes da colocação do MTA para evitar a extrusão do material. Podem ser utilizados tampões Schilder pré-seleccionados, bem como pontas de papel, para introduzir a barreira apical.
5. O MTA é então depositado 1 mm antes do comprimento de trabalho, utilizando um suporte adequado, e posteriormente condensado com uma pressão mínima, utilizando pontas de

papel de tamanho adequado. As pontas de papel reduzem as hipóteses de extrusão apical do material, bem como controlam a humidade presente na mistura de MTA, absorvendo ou transmitindo facilmente a humidade, conforme necessário.

6. A colocação do tampão de MTA é verificada com uma radiografia, assegurando uma espessura de, pelo menos, 4-5 mm. A adaptação adicional, para evitar espaços vazios, é conseguida utilizando ultra-sons. Isto pode ser efectuado tocando no obturador utilizado para colocar o MTA, com uma ponta ultra-sónica, criando vibração suficiente para compactar ainda mais o material. Se a radiografia demonstrar que a obturação apical não é satisfatória, então o MTA pode ser removido com irrigação salina, permitindo a repetição do procedimento de preenchimento.
7. Pode colocar um tampão de algodão húmido contra o MTA e deixá-lo durante pelo menos 24 horas para permitir a fixação completa do cimento. Na segunda consulta, após a remoção da placa de algodão, todo o canal pode ser preenchido com material de preenchimento de guta-percha. Uma técnica termoplastificada amolecida utilizando Obtura é preferível à

compactação lateral a frio/morno e à utilização de espalhadores de dedos. Estas últimas podem criar forças de encravamento no interior do canal radicular, aumentando o risco de fracturas radiculares.

8. O espaço do canal cervical é então reforçado com resina composta até abaixo da junção cemento-esmalte, de modo a fortalecer ainda mais o dente e aumentar a resistência à fratura.
9. Deve ser efectuada uma revisão de rotina (1 mês, 6 meses e 12 meses) para determinar o sucesso do tratamento e assegurar que a periodontite apical não persiste. **(Fig. 10,11)**

ENDODONTIA REGENERATIVA

A endodontia regenerativa é um campo excitante e em desenvolvimento no tratamento de dentes imaturos com canais radiculares infectados que tem sido descrito como uma "mudança de paradigma" na gestão destes dentes e pode resultar numa maturação radicular contínua e no encerramento apical. As abordagens tradicionais de apexificação com hidróxido de cálcio e as técnicas de barreira apical têm sido utilizadas no tratamento de dentes imaturos com necrose pulpar, embora geralmente não haja mais desenvolvimento radicular, pelo que as raízes permanecem finas e frágeis, com maior risco de fratura e perda dentária.[149] Recentemente, foi sugerido que os protocolos endodônticos regenerativos (REPs) que utilizam células estaminais endógenas que são introduzidas no canal através da laceração dos tecidos periapicais para encher o canal com sangue devem ser utilizados para o tratamento de dentes imaturos com necrose pulpar.

Está a ser desenvolvida uma investigação considerável no sentido de uma regeneração bem sucedida do complexo dentino-pulpar (CPD), que dá ênfase à substituição de estruturas danificadas, como a dentina, as células do CPD e as estruturas radiculares. A regeneração e engenharia de tecidos é a parte mais estimulante de um programa de reparação/regeneração de tecidos devido à importância funcional da polpa. O conceito de regeneração tornou-se popular quando Banchs e Trope, em 2004, trataram dentes imaturos necróticos e permanentes com um novo procedimento e o designaram por "revascularização". A revascularização da polpa foi um passo importante da comunidade endodôntica no seu caminho para explorar as vias de regeneração da polpa e da dentina.[150]

Definição: A endodontia regenerativa foi definida como "procedimentos de base biológica concebidos para substituir estruturas danificadas, incluindo a dentina e as estruturas radiculares, bem como as células do complexo polpa-dentina".

As considerações clínicas para os protocolos endodônticos regenerativos são :

(1) Desinfeção do sistema de canais radiculares

(2) Fornecimento de um suporte que envolve frequentemente a laceração do tecido periapical para induzir um coágulo sanguíneo e introduzir a atividade das células estaminais no interior do canal radicular

(3) Selagem coronal adequada para evitar a reinfeção[197]

TERMINOLOGIA:

Vários termos têm sido adotados na literatura, sendo os mais utilizados endodontia regenerativa, revascularização e revitalização. O termo "revascularização" está bem estabelecido na literatura endodôntica e refere-se ao restabelecimento da vascularização no espaço pulpar após lesões traumáticas que cortam o suprimento sanguíneo para a polpa de dentes imaturos. Relatórios anteriores sobre esta nova técnica mostraram uma maturação radicular renovada em dentes imaturos infectados e descreveram a introdução de um coágulo sanguíneo no canal radicular como "revasculahzation".[150] A endodontia regenerativa implica que a maturação radicular adicional resulta no restabelecimento do complexo dentina-polpa. Muitos estudos mostram que este não é o caso, com uma variedade de tecidos como a dentina, o cemento, o ligamento periodontal, o osso, o osteoide e possivelmente a polpa, sendo o tecido encontrado em dentes tratados com protocolos endodônticos regenerativos, sugerindo "reparação" em vez de "regeneração". A "revitalização" tem sido sugerida, uma vez que descreve tecido vital não específico, em vez de apenas vasos sanguíneos, como implica o termo "revascularização".[151] O termo procedimentos endodônticos regenerativos (REPs) tem sido amplamente adotado e refere-se a todos os procedimentos que visam atingir uma reparação organizada da polpa dentária e inclui terapias futuras ainda a evoluir no campo da endodontia regenerativa.

REPARAÇÃO OU REGENERAÇÃO:

As lesões tecidulares causadas por infeção ou traumatismo, após tratamento adequado, resultam em cicatrização por regeneração ou reparação. A regeneração é definida como a reconstituição do tecido danificado por tecido semelhante ao tecido original e a restauração das funções biológicas. A reparação é a substituição do tecido danificado por tecido diferente do tecido original e a perda de funções biológicas.

A polpa dentária tem um potencial de regeneração limitado. Nos procedimentos endodônticos regenerativos, muitos factores de crescimento incorporados na matriz da dentina são libertados no espaço do canal após o tratamento com EDTA. Estes factores de crescimento demonstraram ser capazes de sinalizar as células estaminais da polpa para se diferenciarem em células semelhantes a odontoblastos e produzirem dentina reparadora.[152] No entanto, as células estaminais mesenquimatosas introduzidas no espaço do canal durante os procedimentos endodônticos regenerativos não parecem ser capazes de se diferenciar em células semelhantes a odontoblastos e produzir o complexo dentina-polpa em muitos estudos em animais e humanos.

HISTÓRIA:

A promessa e o potencial das terapias endodônticas regenerativas em dentes necróticos foram explorados pela primeira vez por

Nygaard-Ostby, em 1961, que investigou o potencial de reparação quando a hemorragia era induzida por instrumentação excessiva para além do ápice, antes da obturação parcial do canal radicular, com sucesso limitado. Quarenta anos mais tarde, em 2001, Iwaya *et al.* relataram um caso utilizando um procedimento denominado "revascularização", num dente pré-molar imaturo necrótico infetado que apresentava maturação radicular contínua e espessamento das paredes do canal radicular com tecido mineralizado.[153] O protocolo de revascularização foi proposto por Banchs & Trope com base nas experiências observadas na revascularização de dentes reimplantados.[150] Em 2008, Huang e Lin utilizaram o termo revitalização em vez de revascularização como um termo mais aplicável, uma vez que os tecidos regenerados no espaço do canal não eram apenas vasos sanguíneos, mas também tecidos duros e moles. Em 2013, a Associação Americana de Endodontistas publicou directrizes clínicas sobre procedimentos endodônticos regenerativos. Em 2016, o termo "revitalização" foi utilizado pela declaração de posição da Sociedade Europeia de Endodontologia (ESE). Em 2021, Siddiqui *et al* avaliaram a utilização de hidrogéis para a revascularização da polpa dentária. Em 2022, Liang *et al* propuseram a utilização de microfibras carregadas de células para promover a proliferação e diferenciação e a adesão celular em procedimentos endodônticos regenerativos.[154]

CARACTERIZAÇÃO HISTOLÓGICA DO TECIDO FORMADO NO ESPAÇO:

Muitos estudos histológicos de procedimentos endodônticos regenerativos em dentes imaturos com polpas necrosadas e periodontite apical foram investigados em modelos animais e em humanos e mostraram que os tecidos formados no espaço do canal eram tecido mineralizado semelhante ao cemento e ao osso, e tecido conjuntivo fibroso semelhante ao ligamento periodontal.[153] Histologicamente, os procedimentos endodônticos regenerativos de dentes permanentes humanos imaturos com polpa necrótica são considerados um processo reparador e não regenerativo. O espessamento radiográfico das paredes do canal e a maturação radicular contínua de dentes permanentes imaturos com polpas necrosadas após procedimentos endodônticos regenerativos não devem ser considerados como uma regeneração do complexo dentina-polpa sem confirmação histológica. Se o objetivo primário dos procedimentos endodônticos regenerativos é a eliminação dos sintomas/sinais clínicos e a resolução da periodontite apical, então a reparação, embora não seja uma cicatrização ideal, não é um fracasso do tratamento.][1149]

OBJECTIVOS DA ENDODONTIA REGENERATIVA

A Associação Americana de Endodontistas (AAE)[154] considerações clínicas para procedimentos endodônticos regenerativos define o sucesso em três medidas:

Objetivo primário (essencial): A eliminação dos sintomas e a evidência de cicatrização óssea

Objetivo secundário (desejável): Aumento da espessura da parede da raiz e/ou aumento do comprimento da raiz

Objetivo terciário: Resposta positiva ao teste de vitalidade.

Embora o objetivo primário seja um objetivo para todos os tratamentos endodônticos, é o objetivo secundário de aumentar a largura e/ou o comprimento que é pertinente no dente imaturo. O pressuposto é que uma maior maturação da raiz, frequentemente avaliada em conjunto com o encerramento apical do ápice da raiz imatura, pode minimizar a incidência de fratura da raiz. Outro pressuposto está no objetivo terciário de que um retorno da capacidade neural pode indicar um tecido pulpar vital mais organizado.

TRÍADE DA ENDODINÂMICA REGENERATIVA:

A endodontia regenerativa tem em conta os princípios da engenharia de tecidos e da medicina regenerativa, que requerem uma traidificação tridimensional (3D) correcta das células estaminais dentárias, dos suportes 3D e dos factores de crescimento para formar um complexo polpa-dentina funcional e útil.

CÉLULAS ESTAMINAIS DENTÁRIAS:

A célula estaminal tem a capacidade de se dividir continuamente e de produzir células descendentes que podem diferenciar-se em numerosos outros tipos de células e tecidos. Podem ser fetais/embrionárias ou pós-natais/adultas. As células estaminais são classificadas em totipotentes, pluripotentes e multipotentes. As células estaminais pluripotentes têm a capacidade de se transformar em células especializadas das três camadas germinativas, enquanto as células multipotentes se diferenciam apenas em células especializadas do tecido de origem. Para regenerar um tecido, as melhores células estaminais são as células estaminais embrionárias, mas a sua origem é controversa e pode levantar questões éticas. As fontes de células estaminais pós-natais incluem uma variedade de tecidos humanos, incluindo os tecidos oro-faciais. Um requisito importante para a regeneração dos tecidos pulpares é a obtenção de células estaminais que se possam diferenciar em odontoblastos.[155] Todas as células estaminais envolvidas na odontogénese são de origem ectomesenquimal, com exceção das células progenitoras dos ameloblastos. As células estaminais mesenquimatosas pós-natais podem ser classificadas como células estaminais derivadas de tecidos dentários (polpa dentária, ligamento periodontal, etc.) e de fontes extra-dentárias (osso). Cinco tipos de células estaminais mesenquimais pós-natais têm a capacidade de se diferenciarem em células semelhantes a odontoblastos, incluindo as células estaminais de dentes decíduos esfoliados humanos (SHED), as células estaminais da polpa dentária (DPSC), as células estaminais da papila apical (SCAP), as células estaminais mesenquimais derivadas da medula óssea (BMMSC) e as células progenitoras do folículo dentário

(DFPC).[156]

SCAFFOLD

O scaffold é uma estrutura 3D utilizada em muitas aplicações de engenharia de tecidos. Quando o scaffold é semeado com células estaminais, estas podem proliferar e diferenciar-se em novos tecidos que acabam por substituir o scaffold. O scaffold ideal deve ser biocompatível, esterilizável, não citotóxico, não deve provocar qualquer resposta inflamatória, permanecer estável e proporcionar suporte celular e vascularização. Deve ter uma capacidade indutiva com factores de crescimento e morfogénios adicionados para uma fixação, proliferação, migração e diferenciação celular mais rápida num tecido específico. Atualmente, muitos procedimentos endodônticos regenerativos (REP) têm utilizado a dentina e os concentrados de plaquetas autólogos (coágulo de sangue [fibrina rica em plaquetas PRF] ou plasma rico em plaquetas [PRP]) para servir de suporte. Pensa-se que induzem a proliferação e diferenciação de células estaminais da papila apical ou de outras células da polpa devido à presença de factores de crescimento. No entanto, muitos estudos em animais destacaram uma caraterística comum: o novo tecido semelhante à polpa após a revascularização com PRP isolado ou em conjunto com células estaminais da polpa era desprovido de camada de células odontoblásticas, pelo que este tecido não podia ser considerado polpa verdadeira.[153] Foram obtidos resultados semelhantes noutros estudos pré-clínicos em que não foram identificados odontoblastos, apesar de muitos elementos do tecido pulpar terem sido detectados histologicamente como fibroblastos, vasos sanguíneos e colagénio. Del Fabbaro *et al*, numa revisão sistemática, concluíram que não existe um protocolo atual para conseguir uma verdadeira regeneração do tecido pulpar necrótico utilizando concentrados de plaquetas autólogos, quer em dentes imaturos quer em dentes maduros, e que o benefício da utilização de PRP para conseguir uma regeneração previsível da polpa ainda não é claro. [158] Para além dos suportes naturais, foram desenvolvidos vários polímeros sintéticos, tais como o ácido poliglicólico (PGA), o poli(d,l-lactido-coglicolido) (PLGA), o ácido poliláctico (PLA), o ácido poli(l-lático) (PLLA), e policaprolactona (PCL), e fosfatos de cálcio inorgânicos, como a hidroxiapatite (HA) ou o fosfato beta-tricálcico (β-TCP), bem como uma combinação de vidro de sílica e fosfato. Os andaimes sintéticos têm sido consideravelmente estudados como andaimes com potencial para a regeneração dentária devido à sua não toxicidade, biodegradabilidade e facilidade de manipulação das propriedades, incluindo a rigidez mecânica e a taxa de degradação. Em 2021, Siddiqui *et al* avaliaram a utilização de hidrogéis para a revascularização da polpa dentária. Em 2022, Liang *et al.* propuseram a utilização de microfibras carregadas de células para promover a proliferação, a diferenciação e a adesão celular em procedimentos endodônticos regenerativos.[11591]

FACTORES DE CRESCIMENTO

Os factores de crescimento são as proteínas que se ligam a receptores na célula-alvo e actuam como sinais que modulam o comportamento celular, induzindo a proliferação e/ou diferenciação celular, a quimiotaxia, a angiogénese e o crescimento neuronal. Os factores de crescimento recrutam células estaminais/progenitoras dos seus nichos perivasculares ou de outros nichos para substituir as células danificadas, diferenciando-se num fenótipo celular específico e proliferando na área da lesão. Os principais factores de crescimento na formação da polpa e da dentina incluem o fator de crescimento transformador-beta, a proteína morfogenética óssea e o fator de crescimento fibroblástico.[25]

As REP recentes centram-se na utilização de factores de crescimento derivados da dentina e das plaquetas. O estudo de Duncan *et al. referiu* que a dentina pode ser considerada um reservatório de factores de crescimento e outras moléculas bioactivas que, quando libertadas, desempenham um papel significativo nos procedimentos de reparação e regeneração.[160]

Existem várias moléculas bioactivas, incluindo citocinas, factores de crescimento e moléculas de matriz, que estão presentes na dentina e na polpa e que se acredita promoverem eventos reparadores e regenerativos após a lesão. As moléculas bioactivas libertadas pelos vários agentes de preparação de tecidos, irrigantes como o ácido etilenodiaminotetracético (EDTA), medicamentos e materiais habitualmente utilizados em endodontia influenciam os eventos regenerativos, incluindo a quimiotaxia, a diferenciação de odontoblastos, a mineralização, a angiogénese e a neurogénese. Assim, as moléculas bioactivas endógenas só podem ser direccionadas para promover a regeneração se os canais forem adequadamente desinfectados, o que é um pré-requisito para a regeneração/reparação.[161]

CONSIDERAÇÕES CLÍNICAS PARA A ENDODONTIA REGENERATIVA:

CASESELECTION:

- Dente com polpa necrótica e um ápice imaturo.
- O espaço pulpar não é necessário para a restauração final do pilar/núcleo.
- Paciente/pais cumpridores.
- Pacientes não alérgicos aos medicamentos e antibióticos necessários para completar o procedimento.

IDADE DO DOENTE:

Embora os REPs tenham sido utilizados em dentes maduros, a grande maioria dos casos relatados são realizados em pacientes jovens com dentes infectados imaturos, onde a interrupção da maturação da raiz ocorreu como consequência da necrose pulpar.

INSTRUMENTAÇÃO MÍNIMA OU INEXISTENTE DAS PAREDES DENTINÁRIAS

Os REPs defendem uma instrumentação mecânica mínima ou inexistente do canal.[200] No entanto, num estudo histológico e histobacteriológico de um tratamento REP falhado, a maioria das bactérias foi observada na porção apical e não na porção coronal do canal, onde se tinha formado um biofilme nas paredes do canal e penetrado nos túbulos dentinários. Os autores concluíram que, com base nos achados histobacteriológicos, também pode ser necessário algum grau de desbridamento mecânico para romper o biofilme nas paredes do canal para que ocorra a maturação contínua da raiz.[161]

DESINFECÇÃO DO SISTEMA DE CANAIS RADICULARES

Considera-se que a desinfeção do sistema de canais radiculares é fundamental para o sucesso das REPs, uma vez que a infeção impede a regeneração, a reparação e a atividade das células estaminais. A desinfeção química do sistema de canais radiculares não depende apenas das propriedades bacteriocidas/bacteriostáticas dos agentes, uma vez que estes irrigantes/medicamentos não devem prejudicar a sobrevivência e a capacidade proliferativa das células estaminais do paciente. Como poucos relatos de casos foram realizados numa única visita, o protocolo descreve uma abordagem de duas visitas com o uso de irrigantes e um medicamento intra-canal (a ser discutido na próxima subsecção). As directrizes sugerem uma irrigação abundante com 20 ml de hipoclorito de sódio (NaOCl) utilizando um sistema de irrigação que minimize a possibilidade de extrusão de irrigantes para o espaço periapical (por exemplo, agulha com extremidade fechada e aberturas laterais, ou EndoVacTM). São aconselhadas concentrações mais baixas de NaOCl (hipoclorito de sódio a 1,5% (20 ml/canal, durante 5 min) e, em seguida, irrigação com soro fisiológico ou EDTA (20 ml/canal, 5 min) com a agulha de irrigação posicionada a cerca de 1 mm da extremidade da raiz para minimizar a citotoxicidade para as células estaminais nos tecidos apicais. Atualmente, recomendam-se concentrações mais baixas de NaOCl, uma vez que concentrações mais elevadas diminuem significativamente a sobrevivência das células estaminais da papila apical (SCAP). Uma concentração de 1,5% de NaOCl teve efeitos destrutivos mínimos nas SCAP. Para além disso, a utilização de EDTA a 17% resultou num aumento da expressão da sobrevivência das SCAP, bem como na reversão parcial dos efeitos deletérios do NaOCl. O EDTA actua para desmineralizar a dentina e expor a matriz da dentina, que actua para libertar factores de crescimento da matriz da dentina. O condicionamento da dentina com EDTA promoveu a adesão, a migração e a diferenciação das células estaminais da polpa dentária em direção ou sobre a dentina. A exposição da matriz dentinária pelo EDTA também pareceu aumentar a aderência do tecido mineralizado recém-formado às paredes da raiz. Por conseguinte, aconselha-se um enxaguamento final com EDTA antes da criação de um coágulo sanguíneo.[162]

COLOCAÇÃO DE UM MEDICAMENTO INTRA-CANAL

O primeiro relato de revascularização num dente imaturo infetado, em 2001, utilizou uma pasta antibiótica dupla de metronidazol e ciprofloxacina. [71 O relatório seguinte utilizou uma combinação de metronidazol, ciprofloxacina e minociclina, frequentemente referida como 3rnix[1,] ou "pasta antibiótica tripla" (TAP). A justificação para a utilização da TAP foi uma série de estudos de infecções endodônticas em dentes decíduos em que uma combinação de metronidazol, ciprofloxacina e minociclina numa concentração de 100 µg/mL de cada fármaco eliminou completamente as bactérias cultiváveis dos canais radiculares infectados *in vitro* e *in vivo.* Foi demonstrado que as pastas antibióticas triplas que utilizam esta combinação de antibióticos desinfectam de forma fiável a dentina em canais radiculares infectados com difusão dos fármacos em toda a dentina radicular. O protocolo AAE recomenda TAPs em concentrações não superiores a 0,1 mg/mL . Nesta concentração, o TAP favorece a sobrevivência e a proliferação de células estaminais e também é eficaz na eliminação de microrganismos no interior do canal radicular.

Adam *et al* efectuaram uma avaliação comparativa do efeito citotóxico de diferentes medicamentos intracanais e observaram que o hidróxido de cálcio registou uma citotoxicidade significativa e o TAP registou a toxicidade significativa mais baixa, tendo sido recomendado como medicamento intracanal na endodontia regenerativa devido à sua biocompatibilidade em comparação com outros medicamentos testados. No entanto, uma análise de relatos de casos que utilizaram o hidróxido de cálcio como medicamento intracanal mostrou uma maior maturação da raiz. Assim, as concentrações de ambos os irrigantes e medicamentos são importantes para encontrar o equilíbrio entre a desinfeção do canal, a alteração da matriz da dentina para a libertação de factores de crescimento e a sobrevivência e proliferação doSCAP.[162]

CRIAÇÃO DE UM COÁGULO SANGUÍNEO OU DE UM ANDAIME PROTEICO NO CANAL

Após a desinfeção do canal e a resolução dos sintomas, os REPs geralmente envolvem a laceração dos tecidos periapicais para iniciar a hemorragia ou o uso de plasma rico em plaquetas (PRP) ou fibrina rica em plaquetas (PRF). Um estudo demonstrou que o passo de hemorragia evocada nos procedimentos regenerativos desencadeia uma acumulação significativa de células estaminais indiferenciadas no espaço do canal. A endodontia regenerativa contemporânea segue os princípios da bioengenharia, com a base dependente da interação de células estaminais, suportes e factores de crescimento.[157]

SELAGEM CORONAL EFICAZ

Assim que o coágulo sanguíneo ou o suporte estiver colocado no interior do canal, é colocada uma barreira coronal para evitar a fuga coronal de microrganismos. Os protocolos actuais recomendam que, quando se forma um coágulo sanguíneo, um pedaço pré-medido de Collaplug (Zimmer Dental Inc, Warsaw, IN) deve ser cuidadosamente colocado no topo do coágulo sanguíneo para servir de matriz interna para a colocação de aproximadamente 3 mm de MTA branco (Dentsply, Tulsa, OK), seguido de uma camada de 3-4 mm de camada de ionómero de vidro (por exemplo, Fuji IX; GC America, Alsip, IL, ou outro) sobre o MTA. Uma restauração de resina composta reforçada colada (p. ex., Z-100; 3M, St Paul, MN, ou outra) é então colocada sobre o ionómero de vidro. O MTA é um material biocompatível com propriedades bioactivas que resiste à contaminação bacteriana. O Biodentine® (Septodont, Lancasted, PA, EUA) pode ser utilizado como um cimento alternativo à base de silicato de cálcio.

TÉCNICA DE REVASCULARIZAÇÃO

PRIMEIRA MARCAÇÃO:

- Administração de anestesia local com lidocaína a 2% com adrenalina 1:100000
- O isolamento do dique de borracha deve ser conseguido.
- Acesso à cavidade pulpar utilizando um acesso endo e brocas redondas, seguido da determinação do comprimento de trabalho utilizando uma lima tipo K 1 mm mais curta do que o ápice radiográfico.
- Irrigação abundante e suave com 20 ml de NaOCl utilizando um sistema de irrigação que minimize a possibilidade de extrusão de irrigantes para o espaço periapical (por exemplo, agulha com extremidade fechada e aberturas laterais, ou EndoVac™). São aconselhadas concentrações mais baixas de NaOCl [1,5% NaOCl (20mL/canal, 5 min) e depois irrigado com solução salina ou EDTA

(20 mL/canal, 5 min), com a agulha de irrigação posicionada a cerca de 1 mm da extremidade da raiz, para minimizar a citotoxicidade para as células estaminais nos tecidos apicais.

- Canais secos com pontas de papel.
- Coloque hidróxido de cálcio ou uma concentração baixa de pasta antibiótica tripla. Se utilizar a pasta tripla de antibióticos:

1) considere selar a câmara pulpar com um agente de ligação à dentina [para minimizar o risco de manchas]

2) Certifique-se de que permanece abaixo da JCE para minimizar a coloração da coroa). Misture 1:1:1 ciprofloxacina: metronidazol: minociclina para uma concentração final de 0,1-1,0 mg/ml. A pasta antibiótica tripla tem sido associada à descoloração dos dentes. Pasta dupla de antibiótico sem pasta de minociclina ou substituição da minociclina por outro antibiótico (por exemplo, clindamicina; amoxicilina; cefaclor) é outra alternativa possível como desinfetante do canal radicular. Introduza no sistema de canais através de uma seringa e

- Sele com 3-4 mm de um material de restauração temporário, como Cavit™, IRM™, glassionomer ou outro material temporário. Dispensa o paciente durante 1-4 semanas.

SEGUNDA CONSULTA (1-4 SEMANAS APÓS A PRIMEIRA VISITA)

- Avalie a resposta ao tratamento inicial. Se houver sinais/sintomas de infeção persistente, considere a possibilidade de tratamento adicional com antimicrobiano, antimicrobiano oralternativo.
- Anestesia com mepivacaína a 3% sem vasoconstritor
- O isolamento é obtido através de um dique de borracha
- Irrigação abundante e suave com 20 ml de NaOCl
- Irrigação abundante e suave com 20 ml de EDTA a 17%.
- Seque com pontas de papel.
- Crie uma hemorragia no sistema de canais através da sobre-instrumentação, rodando uma lima K pré-curvada 2 mm após o forame apical, com o objetivo de encher todo o canal com sangue até ao nível da junção cemento-esmalte. Uma alternativa à criação de um coágulo de sangue é a utilização de plasma rico em plaquetas (PRP), fibrina rica em plaquetas (PRF) ou matriz de fibrina autóloga (AFM).
- Estanque a hemorragia a um nível que permita a colocação de 3-

4 mm de material de restauração.

• Coloque uma matriz reabsorvível como o CollaPlug™, Collacote™, CollaTape™ sobre o coágulo sanguíneo, se necessário, e MTA branco como material de cobertura. O MTA tem sido associado a descoloração. Alternativas ao MTA (tais como biocerâmicas ou cimentos de silicato tricálcico [por exemplo, Biodentine®, Septodont, Lancasted, PA, EUA]) devem ser consideradas em dentes onde existe uma preocupação estética.

• Uma camada de 3-4 mm de compósito fluido é colocada suavemente sobre o material de cobertura.[62]

AVALIAÇÕES A EFECTUAR NAS VISITAS DE ACOMPANHAMENTO.

Avaliação clínica e radiográfica no seguimento:

- Avaliação clínica de

  -Avaliação da dor pós-operatória

  -Inchaço dos tecidos moles

  -Presença de trato sinusal

- Radiograficamente:

-Resolução de uma radiolucência apical se esta estava presente antes do tratamento.

-Aumento da largura das paredes das raízes

-Um aumento do comprimento das raízes.

RESULTADO:

- Sem dor, inchaço dos tecidos moles ou trato sinusal (frequentemente observado entre a primeira e a segunda consulta).
- Resolução da radiolucência apical (frequentemente observada 6-12 meses após o tratamento)
- Aumento da largura das paredes das raízes (geralmente observado antes do aumento aparente do comprimento das raízes e ocorre frequentemente 12-24 meses após o tratamento).
- Aumento do comprimento da raiz.
- Resposta positiva ao teste de vitalidade da polpa

O grau de sucesso dos Procedimentos Endodônticos Regenerativos é largamente medido pela medida em que é possível atingir os objectivos primários, secundários e terciários.

CIRURGIA PERIAPICAL

De acordo com as recomendações actuais, todas as lesões periapicais inflamatórias devem ser tratadas primeiro com abordagens conservadoras não cirúrgicas, sendo a intervenção cirúrgica aconselhada apenas quando as técnicas não cirúrgicas falharem. Esta noção também se aplica a dentes com doença periapical e um canal blunderbuss. A abordagem cirúrgica é o último recurso quando todas as outras opções terapêuticas falharam. Se esses dentes estiverem associados a uma lesão periapical substancial ou de longa duração, pode ser efectuada uma intervenção cirúrgica.

A abordagem cirúrgica tem muitos inconvenientes. Muitos médicos não defendem este método de tratamento por uma ou mais das seguintes razões.

1. Em relação às raízes já encurtadas, uma maior redução poderia resultar numa relação coroa/raiz inadequada.

2. A cirurgia pode ser física e psicologicamente traumática para o jovem doente.

3. A cirurgia removeria a bainha da raiz e impediria a possibilidade de desenvolvimento de outras raízes.

4. As paredes apicais são finas e podem estilhaçar-se quando tocadas por uma broca rotativa.

5. As paredes finas dificultam a condensação de um material retrógrado. Isto pode resultar numa vedação inadequada.

No entanto, para os casos em que uma abordagem mais conservadora não é viável, Dawood e Pitt Ford demonstraram que a obturação do canal radicular com guta-percha termoplastificada seguida de curetagem periapical pode ser clinicamente bem sucedida.[32]

MATERIAIS UTILIZADOS PARA O ENCHIMENTO RETRÓGRADO

No passado, muitos materiais como a amálgama, o cimento de fosfato de zinco e a folha de ouro eram utilizados como material de obturação retrógrada. No entanto, devido às suas limitações, como a fuga marginal, a falta de resistência à corrosão e a irritação dos tecidos periapicais, foram introduzidos muitos materiais mais recentes para a obturação retrógrada, entre os quais se destacam o MTA, a biodentina e o bioagregado.[163]

Tang *et al* avaliaram a eficácia da microcirurgia endodôntica em dentes com ápice radicular subdesenvolvido e periodontite periapical após falha do tratamento não cirúrgico. No seguimento pós-operatório de 1 ano, apenas 3 dos 80 dentes afectados falharam, com uma taxa de sucesso de aproximadamente 96,3%.[164]

Resumo e conclusões

O ápice da raiz é uma área de importância primordial para um endodontista. Quando um dente irrompe na cavidade oral, o forame apical sofre alterações anatómicas com a idade. A prática endodôntica é influenciada em grande medida pelos diferentes estádios de desenvolvimento da raiz e pelo tipo de tecido presente no interior das raízes. O desenvolvimento incompleto da raiz surge frequentemente como consequência da necrose pulpar resultante de cáries ou traumatismos. A reabsorção foraminal e peri-foraminal da extremidade da raiz também pode surgir na presença de uma lesão periapical. Os dentes com ápices abertos tendem frequentemente a ter paredes dentinárias finas que são susceptíveis de fratura, apresentam lesões periapicais e uma relação coroa/raiz comprometida, afectando frequentemente o prognóstico a longo prazo. Os ápices abertos de grandes dimensões representam um desafio na determinação do comprimento de trabalho, na decisão sobre a necessidade de preparação do canal radicular e na obtenção de um selamento adequado durante a obturação.

As abordagens comuns para a gestão destes casos incluem a apexogénese, a apexificação ou a revascularização. A apexogénese é um "procedimento de terapia pulpar vital realizado para encorajar o desenvolvimento fisiológico contínuo e a formação da extremidade da raiz". Tradicionalmente, o protocolo clínico para a "apexificação" envolvia a colocação de hidróxido de cálcio como medicamento intra-canal para eliminar a infeção intra-radicular e induzir uma barreira apical, o que exigia várias visitas e um tratamento prolongado, que podia demorar vários meses.

A revascularização do tecido pulpar necrótico infetado tem sido uma questão importante na endodontia há mais de uma década. Embora a investigação atual em terapia regenerativa seja muito promissora, a regeneração biológica completa dos tecidos periodontais e endodônticos ainda não é previsível devido à natureza histológica do tecido regenerado, o que sugere que os REPs promovem a reparação endodôntica guiada em vez da "verdadeira regeneração" de um complexo dentina-polpa. O desenvolvimento da endodontia regenerativa pode eliminar a necessidade de procedimentos mais complexos, como a extração e a substituição de implantes. É necessária mais investigação e ensaios clínicos aleatórios (RCTs) para desenvolver provas científicas sólidas relativamente a este procedimento.

REFERÊNCIAS

1. Li J, Parada C, Chai Y. Mecanismos celulares e moleculares do desenvolvimento da raiz do dente. J Dev. 2017;144(3):374-84.

2. Lumsden AG. Spatial organization of the epithelium and the role of neural crest cells in the initiation of the mammalian tooth germ. J Dev. 1988;103(2):155-69.

3. Thesleff I, Sharpe P. Signalling networks regulating dental development (Redes de sinalização que regulam o desenvolvimento dentário). Mech Dev. 1997;67(2):111-23.

4. Huang XF, Chai Y. Mecanismo de regulação molecular do desenvolvimento da raiz do dente. IntJOral Sci. 2012;4(4):177-81.

5. Xu L, Tang L, Jin F. A região apical da raiz do dente em desenvolvimento constitui um complexo e mantém a capacidade de gerar raiz e tecidos semelhantes ao periodonto. J Periodontal Res. 2009;44(2):275-82.

6. Tenório D, Cruchley A, Hughes FJ. Investigação imunocitoquímica do fenótipo dos cementoblastos de rato. J Periodontal Res. 1993;28(1):411-9.

7. Mullen LM, Richards DW, Quaranta V. Evidência de que a laminina-5 é um componente da lâmina basal interna da superfície do dente, apoiando a adesão das células epiteliais. J Periodontal Res. 1999;34(1):16-24.

8. Palmer RM, Lumsden AG. Desenvolvimento do ligamento periodontal e osso alveolar em recombinações homoenxertadas de órgãos do esmalte e

mesênquima papilar, pulpar e folicular no rato. Arch Oral Biol. 1987;32(4):281-9.

9. Santosh AB, Jones TJ. As interacções epitelial-mesenquimal: perspectivas sobre aspectos fisiológicos e patológicos dos tecidos orais. Oncol Rev. 2014;8(1):239-46.

10. Diekwisch TG. A biologia do desenvolvimento do cemento. Int J Dev Biol. 2001;45(2):695-706.

11. Kaneko H, Hashimoto S, Enokiya Y. Proliferação celular e morte da bainha epitelial da raiz de Hertwig no rato. Cell Tissue Res. 1999; 298(1): 95-103.

12. Plascencia H, Díaz M, Gascón G, Garduño S, Guerrero-Bobadilla C, Márquez-De Alba S *et al.* Manejo de dentes permanentes com polpas necróticas e ápices abertos de acordo com o estágio de desenvolvimento radicular. J Clin Exp Dent. 2017;9(11):1329-39.

13. Nolla CM. O desenvolvimento dos dentes permanentes. J Dent Child. 1960;27(2):253-66.

14. AlOtaibi NN, AlQahtani SJ. Desempenho de diferentes métodos de estimativa da idade dentária em crianças sauditas. J Forensic Odontostomatol. 2023;41(1):27-46.

15. Mohammadi Z. Estratégias para gerir dentes permanentes não vitais com ápices abertos: Uma atualização clínica. Int Dent J. 2011;61(1):25-30.

16. Kallianpur S, Sudheendra US, Kasetty S, Joshi P. Dens Invaginatus (tipo

III B). J Oral Maxillofac Pathol. 2012;16(2):262-5.

17. Thakur S, Thakur NS, Bramta M, Gupta M. Invaginação do dente: Uma revisão da literatura e relato de dois casos. J Nat Sci Biol Med. 2014 ;5(1):218-21.

18. MathewA, Dauravu LM, Reddy SN, Kumar KR, Venkataramana V. Dentes fantasmas: Odontodisplasia regional do primeiro molar superior associada a distúrbios de erupção numa menina de 10 anos. J Pharm Bioallied Sci. 2015;7(2):800-3.

19. Das AN, Geetha K, Varghese Kurian A, Nair R, Nandakumar K. Abordagem interdisciplinar de um dente com ápice aberto e seio persistente. Case Rep Dent. 2015;6(9):25-31.

20. Aidos H, Diogo P, Santos JM. Classificações das reabsorções radiculares: Uma revisão narrativa e uma proposta de auxílio clínico para avaliação de rotina. Eur Endod J. 2018;3(3):134-45.

21. Von Arx T. Cirurgia apical: Uma revisão das técnicas actuais e dos resultados. Saudi Dent J. 2011;23(1):9-15.

22. Luder HU. Malformações da raiz do dente em humanos. Front Physiol. 2015;27(6):160-76.

23. VijaykumarA, Root SH, Mina M. A sinalização Wnt/β-catenina promove a formação de pré-odontoblastos *in vitro.* J Dent Res. 2021;100(4):387-96.

24. Lu X, Yang J, Zhao S, Liu S. Avanços da via de sinalização Wnt no

desenvolvimento dentário e potencial aplicação clínica. Organogénese. 2019;15(4):101-10.

25. Du W, Du W, Yu H. O papel dos plos de fibroblastos no desenvolvimento dos dentes e na renovação dos incisivos. Stem Cells Inte. 2018;34(12)34-9.

26. Yumoto H, Hirao K, Hosokawa Y, Kuramoto H, Takegawa D, Nakanishi T *et al.* Os papéis dos odontoblastos na imunidade inata da polpa dentária. Jpn Dent Sci Rev. 2018;54(3):105-17.

27. Andreasen JO. Etiologia e patogénese das lesões dentárias traumáticas Um estudo clínico de 1.298 casos. Eur J Oral Sci. 1970;78(14):329-42.

28. Rombouts C, Giraud T, Jeanneau C, About I. Vascularização da polpa durante o desenvolvimento, regeneração e terapia do dente. J Dent Res. 2017;96(2):137-44.

29. Hargreaves KM, Diógenes A, Teixeira FB. Opções de tratamento: Bases biológicas dos procedimentos endodônticos regenerativos. Pediatr Dent. 2013;35(2):129-40.

30. Patil N, Jain A, Hegde D, Patil A. Gestão de dentes com canais de blunderbuss e a sua reabilitação estética. Int J Med Dent Case Rep. 2019;6(1):1-5.

31. Gupta R, Tomer AK, Cecilia LL. Desafios e estratégias de tratamento do ápice aberto. J Dent Med Sci. 2021;20(3):20-4.

32. Rafter M. Apexificação: Uma revisão. Dent Traumatol. 2005;21(1):1-8.

33. Klein H. Resposta pulpar a um estimulador pulpar elétrico no desenvolvimento da dentição anterior permanente. J Dent Child. 1978;4(5):23-5.

34. Jafarzadeh H, Abbott PV. Revisão dos testes de sensibilidade pulpar. Parte II: testes de polpa eléctrica e cavidades de teste. Int Endod J. 2010;43(11):945- 58.

35. Igna A, Mircioaga D, Boariu M, Stratul SI. Uma visão diagnóstica dos métodos de teste da polpa dentária em dentisteria pediátrica. Med. 2022;58(5):665-78.

36. Jarzqbek A, Gonda-Domin M, Wqsierska K, Aniko-Wtodarczyk M, Trybek G, Nowicka A. Tratamento multidisciplinar de um dente permanente duplo imaturo: Um relato de caso. Iran Endod J. 2020;15(4):253.

37. Shekhar V, Shashikala K. Avaliação por tomografia computorizada de feixe cónico do estado periapical de um dente não vital com ápice aberto obturado com agregado de trióxido mineral: Um relato de caso. Case Rep Dent. 2013;19(5):45-51.

38. Patel S, Brown J, Pimentel T, Kelly RD, Abella F, Durack C. Tomografia computorizada de feixe cónico em Endodontia - Uma revisão da literatura. Int Endod J. 2019;52(8):1138-52.

39. Fayad Ml, Levin MD, Rubinstein RA, Hirschberg CS, Nair M, Benavides E *et al.* Utilização da tomografia computorizada de feixe cónico na

endodontia - atualização de 2015. J Endod. 2015;41(9):1393-6.

40. Chen E, Abbott PV. Teste da polpa dentária: Uma revisão. Int J Dent. 2009;12(3):256-63.

41. Molaasadolah F, Zargar N, Bargrizan M, Akbari F, Khozestani PK, SabourS *et al.* Comparação do oxímetro de pulso, teste de frio e teste de polpa eléctrica para avaliaçao da vitalidade da polpa em dentes imaturos permanentes. Folia Med. 2022;64(1):134-42.

42. Souza RA, Silva-Sousa YT, Colombo S, Lago M, Duarte MA, Pécora JD. Cicatrização de um dente com ápice sobreinstrumentado, transporte extenso e lesão periapical utilizando um plug apical de hidróxido de cálcio de 5 mm: Um relato de acompanhamento de 8 anos. Braz Dent J. 2012;23(2):608-11.

43. ElAyouti A, Weiger R, Lost C. Frequência de sobreinstrumentação com um comprimento de trabalho radiográfico aceitável. J Endod. 2001;27(1):49-52.

44. Zhou C, Yuan Z, Xu H, Wu L, Xie C, Liu J. Procedimentos endodônticos regenerativos em dentes permanentes imaturos com traumatismo dentário: Abordagens e desafios actuais. Front Den Med. 2022;8(2):767-77.

45. Peeters HH, Suardita K, Mooduto L, Gutknecht N. Extrusão de irrigante em dentes de ápice aberto com lesões periapicais após irrigação activada por laser e irrigação ultra-sónica passiva. Iran Endod J. 2018;13(2):169-75.

46. Nosrat A, Bolhari B, Saber Tahan S, Dianat O, Dummer PM. Revitalização de dentes previamente tratados com ápices abertos: Um relato de caso e uma revisão da literatura. Int Endod J. 2021;54(10):1782-93.

47. Trope M. Tratamento de dentes imaturos com polpas não vitais e periodontite apical. Tópicos Endod. 2006;14(1):51-9.

48. Hargreaves KM, Giesler T, Henry M, Wang Y. Potencial de regeneração do dente permanente jovem: o que é que o futuro lhe reserva? Pediatr Dent. 2008;30(3):253-60.

49. Hassouneh L, Matoug-Elwerfelli M, Al-Omari T, Setzer FC, Nagendrababu V. Avaliação do comportamento biomecânico de incisivos não vitais imaturos com várias modalidades de tratamento através da análise de elementos finitos quasi-estáticos tridimensionais. Sci Rep. 2023;13(1):17491.

50. Gutierrez JH, Brizuela C, Villota E. Dentes humanos com patose periapical após sobreinstrumentação e sobrepreenchimento dos canais radiculares: Estudo de microscopia eletrónica de varrimento. Int Endod J. 1999;32(1):40- 8.

51. Murray PE. Revisão da orientação para a seleção de endodontia regenerativa, apexogénese, apexificação, pulpotomia e outros tratamentos endodônticos para dentes permanentes imaturos. Int Endod J. 2023;56(3):188-99.

52. Zeng Q, Zhang J, Guo J, Liu S, Yang M, Lin J. Análise dos factores pré-operatórios no desenvolvimento radicular após procedimentos endodônticos regenerativos: Um estudo retrospetivo. BMC Oral Health. 2022;22(1):374-81.

53. Srinivasan S, Vengidesh R, Ramachandran A, Kadandale S. Uma gestão de dentes traumáticos imaturos com patologia apical utilizando a nova obturação biodentine™: Um relato de caso. Cureus. 2021;13(12):2018-25.

54. Abu-Tahun I, Torabinejad M. Manejo de dentes com polpas vitais e ápices abertos. Endod Topics. 2010;23(1):79-104.

55. Winters J, Cameron AC, Widmer RP. Terapia pulpar para dentes permanentes primários e imaturos. Pediatr Dent. 2013;14(1):103-22.

56. Musani I, Goyal V, Singh A. Tratamento completo de um incisivo central permanente jovem mutilado. Int J Clin Pediatr Dent. 2011;4(1):49-53.

57. Akhlaghi N, Khademi A. Resultados da terapia pulpar vital em dentes permanentes com diferentes medicamentos com base na revisão da literatura. Dent Res J. 2015;12(5):406-17.

58. Philip N, Suneja B. Endodontia minimamente invasiva: Uma nova era para pulpotomia em dentes permanentes maduros. Br Dent J. 2022;233(12):1035-41.

59. John I Ingle. Endodontia Pediátrica. Endodontics, 2nd Edn, Philadelphia,

BC Decker2002. p- 861- 903.

60. Bjerndal L, Thylstrup A. Um estudo baseado na prática sobre a escavação gradual de lesões cariosas profundas em dentes permanentes: Um estudo de acompanhamento de 1 ano. Community Dent Oral Epidemiol. 1998 ;26(2):122- 8.

61. Craig RG, Curro FA, Green WS, Ship JA. Tratamento de lesões cariosas profundas por escavação completa ou remoção parcial: Uma revisão crítica. J Am Dent Assoc. 2008;139(6):705-12.

62. Hilton TJ. Chaves para o sucesso clínico do capeamento pulpar: Uma revisão da literatura. Oper Dent. 2009;34(5):615-25.

63. Schwendicke F, Walsh T, Lamont T, Al-Yaseen W, Bjerndal L, Clarkson JE *et al.* Intervenções para o tratamento de lesões cavitadas ou cariosas da dentina. CDSR. 2021;19(7):130-9. p 861-902.

64. SwiftJR, Trope M, RitterAV-Vital Pulptherapyforthematuretooth- Can itwork. Int Endod J. 2003;5(1):49-56.

65. Beetke E, Wenzel B, Lau B, Kienengraber V. Capeamento direto da polpa artificial exposta em dentes com cáries profundas. Stomatol. 1990;40(4):246-9.

66. Nordstrom DO, Wei SH, Johnson R. Utilização de fluoreto estanoso para capeamento pulpar indireto. J Am DentAssoc. 1974;88(5):997-1003.

67. Bjerndal L, Reit C, Bruun G, Markvart M, Kjældgaard M, Nasman P. Tratamento de lesões de cárie profundas em adultos: Ensaios clínicos

aleatórios que comparam a escavação completa por etapas vs. direta, e o capeamento pulpar direto vs. pulpotomia parcial. Eur J Oral Sci. 2010;118(3):290-7.

68. Betamar N, Burgeia E, Abdelghffar F. Avaliação da taxa de sucesso do tratamento indireto de capeamento pulpar utilizando diferentes materiais: Um estudo clínico. SJUOB. 2023;33(2):145-56.

69. Suhag K, Duhan J, Tewari S, Sangwan P. Sucesso do capeamento pulpar direto utilizando agregado de trióxido mineral e hidróxido de cálcio em molares permanentes maduros com polpas expostas durante a remoção de tecido cariado: 1 ano de acompanhamento. J Endod. 2019;45(7):840-7.

70. Strassler HE. Remoção de cáries com brocas de polímero. J Dent. 2011;7(3):7-12

71. Komabayashi T, Ebhihara A, Aoki A. A utilização de lasers para o capeamento pulpar direto. J Oral Sci. 2015;57(4):277-86.

72. Schroder U. Effect of an extra-pulpal blood clot on healing following experimental pulpotomy and capping with calcium hydroxide. Odontol Revy. 1973;24(3):257-68.

73. Accornite MD, Loguerico AD, Reis A, Muench A, Araujo VC. Resposta da polpa humana capeada com um agente de união após controle do sangramento com agentes hemostáticos. Oper Dent. 2005;30(2):147-55.

74. Heling I, Rotstein I, Dinur T, Szwec-Levine Y, Steinberg D. Bactericidal and cytotoxic effects of sodium hypochlorite and sodium

dichloroisocyanurate solutions *in vitro.* J Endod. 2001;27(4):278-80.

75. Silva AF, Tarquinio SB, Demarco FF, Piva E, Rivero ER. A influência de agentes hemostáticos no tecido pulpar dental humano saudável capeado com hidróxido de cálcio. Int Endod J. 2006;39(4):309- 16.

76. Bandi M, Mallineni SK, Nuvvula S. Aplicações clínicas do sulfato férrico em medicina dentária: Uma revisão narrativa. J Conserv Dent. 2017;20(4):278-81.

77. Lipski M, Nowicka A, Kot K, Stefanska LP, Jankowicz IW, Borkowski *et al.* Factores que afectam os resultados do capeamento pulpar direto com biodentina. Clin Oral Investig. 2018;22(5):21-9.

78. Baume LJ, Holz J. Avaliação clínica a longo prazo do capeamento pulpar direto. Int DentJ. 1981;31(4):251-60.

79. Barthel CR, Strobach A, Briedigkeit H, Gobel UB, Roulet JF. Fuga em raízes seladas coronalmente com diferentes obturações temporárias. J Endod. 1999;25(11):731-4.

80. Albaiti SS, Albishri RF, Alhowig MT, Tayyar Wl, Alqurashi NF, Alghamdi FT. Pulpotomia parcial como uma opção de tratamento aplicável para dentes permanentes posteriores cariados: Uma revisão sistemática de ensaios clínicos aleatórios. Cureus. 2022;14(7):128-36.

81. Komabayashi T, Zhu Q. Terapia endodôntica inovadora para o capeamento pulpar direto anti-inflamatório de dentes permanentes com um ápice maduro. Oral Surg Oral Med Oral Path Oral Radiol.

2010;109(5):75- 81.

82. Boennecken P. Um novo método de mumificação da polpa. Dent Regist. 1990;54(1):14-9.

83. Granath LE, Hagman G. Pulpotomia experimental em bicúspides humanos com referência à técnica de corte. Ata Odontol Scand. 1971;29(2):155-63.

84. Chandrashekhar S, Shashidhar J. Formocresol, ainda um material controverso para pulpotomia: Uma revisão crítica da literatura. J Restor Dent. 2014;2(3):114.

85. Lesot H, Kubler MD, Fausser JL, Ruch JV. Interacções da matriz celular: Influência das proteínas não colagénicas da dentina nas células dentárias em cultura. J Embryol Exp Morphol. 1986;96(4):195-209.

86. Tziafas D. O papel futuro de uma abordagem molecular para a regeneração da polpa dentária. Caries Res. 2004;38(3):314-20.

87. Huth KC, Paschos E, Hajek-Al-Khatar N, Hollweck R, Crispin A, Hickel R *et al.* Eficácia de 4 técnicas de pulpotomia - Ensaio controlado aleatório. J Dent Res. 2005;84(12):1144-8.

88. Camoni N, Cagetti MG, Cirio S, Esteves-Oliveira M, Campus G. Pulpotomia parcial em dentes permanentes jovens: Uma revisão sistemática e meta-análise. Criança. 2023;10(9):1447-56.

89. Divya G, Prasad MG, Vasa AA, Vasanthi D, Ramanarayana B, Mynampati P. Avaliação da eficácia da remoção de cáries utilizando broca

de polímero, broca de aço inoxidável, Carisolv, Papacarie-Um estudo comparativo *in vitro*. J Clin Diagn Res. 2015;9(7):42-9.

90. Li Y, Sui B, Dahl C, Bergeron B, Shipman P, Niu L *et al.* Pulpotomia para exposições pulpares cariosas em dentes permanentes: Uma revisão sistemática e meta-análise. J Dent. 2019;84(5):1-8.

91. Bogen G, Chandler NP. Preservação pulpar em dentes permanentes imaturos. Endod Topics. 2010;23(1):131-52.

92. Watts A, Paterson RC. Respostas celulares na polpa dentária: Uma revisão. Int Endod J. 1981;14(5):10-12.

93. Louwakul P, Lertchirakarn V, Krongbaramee T. Efeitos biológicos do material de capeamento da polpa contendo acetonido de Auocinolona nas células da polpa dentária humana. Chiang Mai Den J. 2021;42(6):85-94.

94. Bansal R, Jain A. Visão geral sobre os actuais agentes contendo antibióticos utilizados em endodontia. N Am J Med Sci. 2014;6(8):351-9.

95. Gardner DE, Mitchell DF, Mcdonald RE. Tratamento de polpas de macacos com vancomicina e hidróxido de cálcio. J Dent Res. 1971;50(5):1273-7.

96. Bhasker SH, Beasley JD, Ward JP, Cutright DE. Capeamento da polpa humana com cianoacrilato de isobutilo. J Dent Res. 1972;45(7):50-9.

97. Heys DR, Cox CF, Heys RJ, Avery JK. Considerações histopatológicas dos agentes de capeamento pulpar direto. J Dent Res. 1981; 60(5):1371-9.

98. Miyokoshi S. Interacções interfaciais entre a resina 4-META-MMA/TBB e a polpa. J Clin Diagnos Res. 1993;72(3): 220-7.

99. Hebling J, Giro EM, De Souza Costa CA. Biocompatibilidade de um sistema adesivo aplicado à polpa dentária humana exposta. J Endod. 1999;25(10):676-82.

100. Costa CA, Hebling J, Hanks CT. Estado atual do capeamento pulpar com sistemas adesivos de dentina: Uma revisão. Dent Mater. 2000;16(3):188-97.

101. Pashley EL, Myers DR, Pashley DH, Whitford GM. Systemic distribution of 14C-formaldehyde from formocresol-treated pulpotomysites. J Dent Res. 1980;59(3):602-7.

102. Garcia-Godoy F. Capeamento pulpar direto e pulpotomia parcial com formocresol diluído em molares decíduos. Ata Odontol Pediatr. 1984;5(2):57-61.

103. Aminabadi NA, Zadeh Farahani RM, Oskouei SG. Capeamento pulpar direto de molares decíduos humanos com formocresol versus hidróxido de cálcio: Dois anos de acompanhamento. J Clin Pediatr Dent. 2010;34(4):317-
2 1.

104. Farhad A, Mohammadi Z. Hidróxido de cálcio: Uma revisão. Int Dent J. 2005;55(5):293-301.

105. Estrela C, Sydney GB, Bammann LL, Felippe Jr O. Mecanismo de ação

dos íons cálcio e hidroxila do hidróxido de cálcio sobre tecidos e bactérias. Braz Dent J. 1995;6(2):85-90.

106. Mente J, Hufnagel S, Leo M, Michel A, Gehrig H, Panagidis D et al. Resultado do tratamento com agregado de trióxido mineral ou capeamento pulpar direto com hidróxido de cálcio: Resultados a longo prazo. J Endod. 2014;40(11):1746-51.

107. Ruaaz R, Bashir MB, Anwar M, Rashid S, Ali S, Aliuddin AM. Eficácia do hidróxido de cálcio e do agregado de trióxido mineral na formação da ponte Ofdentin - um ensaio clínico randomizado. J Pak Dent Assoc. 2022;31(3):167-73.

108. Hilton TJ, Ferracane JL, Mancl L. Comparação de Ca(OH)2 com MTA para capeamento pulpar direto: Um ensaio clínico randomizado PBRN. J Dent Res. 2013;92(7):16-22.

109. Ricucci D, Rôças IN, Alves FR, Cabello PH, Siqueira Jr JF. Resultado do capeamento pulpar direto com hidróxido de cálcio: Um estudo retrospetivo de longo prazo. J Endod. 2023;49(1):45-54.

110. Galler KM, Schweikl H, Hiller KA, CavenderAC, Bolay C, D'Souza RN. TEGDMA reduz a mineralização em células da polpa dentária. J Dent Res. 2011;90(2):257-62.

111. Yoshimine Y, Maeda K. Avaliação histológica do cimento à base de fosfato de tetracálcio como agente de capeamento pulpar direto. Oral Surg Oral Med Oral Pathol Oral Radiol. 1995;79(3):351-8.

112. Balhuc S, Campian R, Labunet A, Negucioiu M, Buduru S, Kui A. Aplicações dentárias de sistemas baseados em nanopartículas de hidroxiapatite - Uma atualização baseada em evidências. Cristais. 2021;11(6):674-86.

113. Su RK, A§ci S. Resposta pulpar humana à hidroxiapatite e a um material de hidróxido de cálcio como agentes de capeamento direto. Oral Surg Oral Med Oral Pathol. 1993;76(4):485-92.

114. Swarup SJ, Rao A, Boaz K, Srikant N, Shenoy R. Resposta pulpar à nano-hidroxiapatite, ao agregado de trióxido mineral e ao hidróxido de cálcio quando utilizados como agente de capeamento direto da polpa: Um estudo *in vivo*. J Clin Pediatr Dent. 2014;38(3):201-6.

115. Gopika GJ, Ramarao S, Usha C, John BM, Vezhavendhan N. Avaliação histológica da polpa humana coberta com cimentos fotopolimerizáveis à base de cálcio: Um ensaio clínico controlado e aleatório. Int J Sci Rep. 2017:120-7.

116. Parirokh M, Asgary S, Eghbal MJ, Stowe S, Eslami B, Eskandarizade A *et al.* Estudo comparativo do agregado de trióxido mineral branco e cinzento como agentes de capeamento pulpar em dentes de cão. Dent Traumatol. 2005;21(3):150-4.

117. Tziafas D, Pantelidou O, Alvanou A, Belibasakis G, Papadimitriou S. O efeito dentinogénico do agregado de trióxido mineral (MTA) em experiências de capeamento a curto prazo. Int Endod J. 2002;35(3):245-

54.

118. Daniele L. Capeamento pulpar direto com Agregado de Trióxido Mineral (MTA): 10 anos de resultados clínicos. G Ital Endod. 2017;31(1):48-57.

119. Cervino G, Laino L, D'Amico C, Russo D, Nucci L, Amoroso G *et al.* Aplicações do agregado de trióxido mineral em endodontia: Uma revisão. EurJ Dent. 2020;14(04):683-91.

120. Fathy SM, Abd El-Aziz AM, Labah DA. Interação celular e eficácia antibacteriana de dois cimentos hidráulicos à base de silicato de cálcio: Modelo dependente da célula. J Conserv Dent. 2019;22(1):17-
2 2.

121. Jalan AL, Warhadpande MM, Dakshindas DM. A comparison of human dental pulp response to calcium hydroxide and biodentine as direct pulp-capping agents. J Conserv Dent. 2017;20(2):129-33.

122. Tziafa C, Koliniotou-Koumpia E, Papadimitriou S, Tziafas D. Respostas dentinogénicas após o capeamento pulpar direto de dentes de suínos em miniatura com biodentina. J Endod. 2014;40(12):1967-71.

123. Komabayashi T, Ebihara A, Aoki A. A utilização de lasers para o capeamento pulpar direto. J Oral Sci. 2015;57(4):277-86.

124. Moritz A, Schoop U, Goharkhay K, Sperr W. O laser de CO2 como auxiliar no capeamento direto da polpa. J Endod. 1998;24(4):248-51.

125. Olivi G, Genovese MD. Efeito dos parâmetros do laser Er: YAG no esmalte: Observações SEM. J Oral LaserAppl. 2007;7(1):78-83.

126. Maden M, Orhan E, Ertugrul Î, Sengdven B. A resposta inflamatória da polpa após capeamento direto com plasma rico em plaquetas e derivado da matriz de esmalte Um estudo controlado em animais. Open J Stomatol. 2014;4(1):67-75.

127. Mansour NK, Sharraan M, Fayad D, Abdullah Hashem M. Efeito da fibrina rica em plaquetas injetável na adaptação marginal de materiais bioactivos utilizados como capeamento pulpar direto: Um estudo experimental em animais. Dent Update. 2021;2(2):185-95.

128. Singh RK, ShakyaVK, Khanna R, Singh BP, Jindal G, Kirubakaran R *et al.* Intervenções para o tratamento de dentes permanentes imaturos com polpas necróticas. CDSR. 2017;16(6):64-71.

129. Shabahang S, Torabinejad M, Boyne PP, Abedi H, McMillan P. Um estudo comparativo da indução de extremidades radiculares utilizando a proteína osteogénica 1, hidróxido de cálcio e agregado de trióxido mineral em cães. J Endod. 1999;25(1):1-5.

130. Silva RV, Silveira FF, Nunes E. Apexificação em dentes não vitais com raízes imaturas: Relato de dois casos. Iran Endod J. 2015;10(1):79- 86.

131. Gawthaman M, Vinodh S, Mathian VM, Vijayaraghavan R, Karunakaran R. Apexificação com hidróxido de cálcio e agregado de trióxido mineral: Relato de dois casos. J Pharm Bioallied Sci. 2013;5(2):131-4.

132. UppalAS, BhushanJ, BhullarMK, KochharGK-Apexification. Dent JAdv Stud. 2013;1(1):55-7.

133. Mohammadi Z, Shalavi S, Yazdizadeh M. Atividade antimicrobiana do hidróxido de cálcio em endodontia: Uma revisão. Chonnam Medi J. 2012;48(3):133-9.

134. Mohammadi Z, Dummer PM. Propriedades e aplicações do hidróxido de cálcio em endodontia e traumatologia dentária. Int Endod J. 2011;44(8):697-730.

135. Wakabayashi H, Morita S, Koba K, Tachibana H, Matsumoto K. Efeito do curativo de pasta de hidróxido de cálcio na parede do canal radicular não instrumentado. J Endod. 1995;21(11):543-5.

136. Chakraborty A, Dey B, Dhar R, Sardar P. Cicatrização da rarefação apical de três dentes anteriores de ápice aberto não vitais utilizando um tampão apical de cimento Portland branco. Contemp Clin Dentistry. 2012;3(2):177-81.

137. Solanki NP, Venkappa KK, Shah NC. Biocompatibilidade e capacidade de selamento do agregado de trióxido mineral e da biodentina como material de obturação da extremidade radicular: Uma revisão sistemática. J Conserv Dent. 2018;21(1):10-5.

138. Purra AR, Ahangar FA, Chadgal S, Farooq R. Apexificação de agregados de trióxido mineral: Uma nova abordagem. J Conserv Dent. 2016;19(4):377-80.

139. Kaur M, Garg S, Dhindsa A, Singh R, Joshi S, Gupta A. Será o MTA um melhor agente de capeamento pulpar do que o hidróxido de cálcio para

alcançar a maturogénese em dentes imaturos infectados e cariados? Um estudo piloto. World J Dent. 2021;12(4):285-91.

140. Pradhan DP, Chawla HS, Gauba K, Goyal A. Comparative evaluation of endodontic management of teeth with unformed apices with mineral trioxide aggregate and calcium hydroxide. J Dent Child. 2006;73(2):79-85.

141. Pace R, Giuliani V, Nieri M, Di Nasso L, Pagavino G. Agregado de trióxido mineral como tampão apical em dentes com polpa necrótica e ápices imaturos: Uma série de casos de 10 anos. J Endod. 2014;40(8):1250-4.

142. Simon S, Rilliard F, Berdal A, Machtou P. A utilização do agregado de trióxido mineral no tratamento de apexificação numa visita: Um estudo prospetivo. Int Endod J. 2007;40(3):186-97.

143. Malkondu O, Kazandag MK, Kazazoglu E. Uma revisão sobre a biodentina, um material contemporâneo de substituição e reparação de dentina. BioMed Res lnt. 2014;16(4);201-9.

144. Tang JJ, Shen ZS, Qin W, Lin Z. Uma comparação das capacidades de selagem entre a biodentina e o MTA como materiais de enchimento da extremidade da raiz e os seus efeitos na cicatrização óssea em cães após cirurgia perirradicular. J Appl Oral Sci. 2019;27(10):2018-.28.

145. Tolibah YA, Kouchaji C, Lazkani T, Ahmad IA, Bagdade! ZD. Comparação de MTA versus biodentine no procedimento de apexificação

para primeiros molares permanentes imaturos não vitais: Um ensaio clínico randomizado. Children. 2022;9(3):410-15.

146. Abbott PV. Apexificação com hidróxido de cálcio-quando é que o penso deve ser mudado? O caso para mudanças regulares de curativos. Aust Endod J. 1998;24(1):27-32.

147. Mahajan T, Kochhar R, Kumari M. Apexificação usando MTA: uma abordagem desafiadora. IntJ Sci Res Publ. 2020;10(2):184-201.

148. Kumar SM, Kumar T, Keshav V, Arora S, Singla A. Soluções para ápices abertos: Apexificação num só passo, salvando dentes necrosados com ápice aberto. Endodontol. 2019;31(2):173-8.

149. Kahler B, Lin LM. Uma revisão da endodontia regenerativa: Protocolos actuais e direcções futuras. J Istan Uni Faculty Dent. 2017;51(11):41-51.

150. Banchs F, Trope M. Revascularização de dentes permanentes imaturos com periodontite apical: Novo protocolo de tratamento? J Endod. 2004;30(4):196-200.

151. Lenzi R, Trope M. Procedimentos de revitalização em dois incisivos traumatizados com resultados biológicos diferentes. J Endod. 2012;38(3):411-4.

152. Rutherford RB, Wahle J, Tucker M, Rueger D, Charette M. Indução da formação de dentina reparadora em macacos pela proteína osteogénica humana recombinante-1. Arch Oral Biol. 1993;38(7):571-6.

153. Shimizu E, Ricucci D, Albert J, Alobaid AS, Gibbs JL, Huang GT *et al.*

Observação clínica, radiográfica e histológica de um dente permanente imaturo humano com abcesso apical crónico após tratamento de revitalização. J Endod. 2013;39(8):1078-83.

154. Associação americana de endontistas. https://www.aae.org/specialty/wp-content/uploads/sites/2/2017/06/currentregenerativeendodonticconsiderations.pdf. 2016.

155. Kabir R, Gupta M, Aggarwal A, Sharma D, Sarin A, Kola MZ. Papel imperativo das células estaminais da polpa dentária nas terapias regenerativas: Asystematic review. NigerJ Surg. 2014;20(1):1-8.

156. Huang GJ, Gronthos S, Shi S. Mesenchymal stem cells derived from dental tissues vs. those from other sources: A sua biologia e papel na medicina regenerativa. J Dent Res. 2009;88(9):792-806.

157. Hotwani K, Sharma K. Fibrina rica em plaquetas - Uma nova perspicácia na terapia endodôntica regenerativa. Restor Dent Endod. 2014;39(1):1-6.

158. Del Fabbro M, Corbella S, Taschieri S, Francetti L, Weinstein R. Autologous platelet concentrate for post-extraction socket healing: Uma revisão sistemática. Eur J Oral Implantol. 2014;7(4):333-44.

159. Sugiaman VK, Jeffrey, Naliani S, Pranata N, Djuanda R, Saputri RI. Scaffolds poliméricos utilizados na regeneração da polpa dentária através de uma abordagem de engenharia de tecidos. Polymers. 2023;15(5):1082-7.

160. Duncan HF, Kobayashi Y, Shimizu E. Factores de crescimento e homing celular na regeneração de tecidos dentários. Curr Oral health Reps. 2018;5(8):276-85.

161. Smith AJ, Duncan HF, Diógenes A, Simon S, Cooper PR. Explorando as propriedades bioactivas do complexo dentina-polpa na endodontia regenerativa. J Endod. 2016;42(1):47-56.

162. Adam SH, Darrag A, Abdelsalam N. Avaliação comparativa do efeito citotóxico de diferentes medicamentos intracanais. Dent Sci Updates. 2021;2(2):123-33.

163. Suhag A, Chhikara N, Pillania A, Yadav P. Materiais de obturação de extremidades radiculares: Uma revisão. Ind J Dent Sci. 2018;4(8):320-3.

164. Tang Y, Xu K, Chen Y, Lu L. Avaliação da eficácia da microcirurgia endodôntica em dentes com ápice radicular não desenvolvido e periodontite periapical após falha do tratamento não cirúrgico. BMC Oral Health. 2023;23(1):414-9.

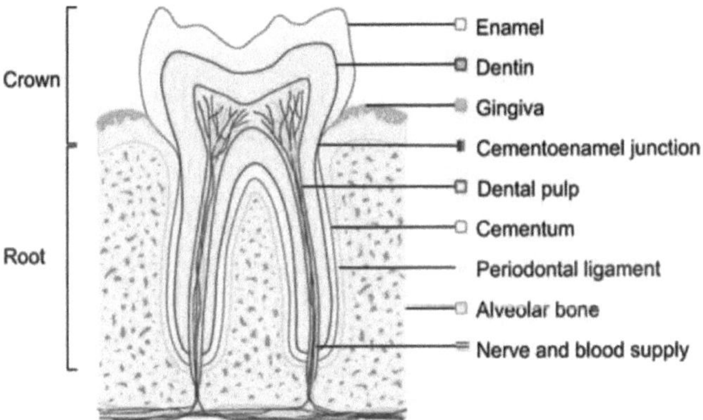

Figura 1- Estrutura do dente e tecidos de suporte

Cortesia- Li J, Parada C, Chai Y. Mecanismos celulares e moleculares da raiz do dente

desenvolvimento. J Dev. 2017;144(3):374-84.

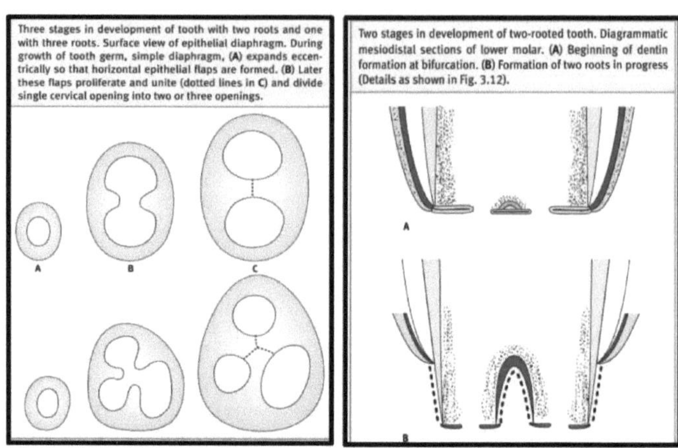

Three stages in development of tooth with two roots and one with three roots. Surface view of epithelial diaphragm. During growth of tooth germ, simple diaphragm, (A) expands eccentrically so that horizontal epithelial flaps are formed. (B) Later these flaps proliferate and unite (dotted lines in C) and divide single cervical opening into two or three openings.

Two stages in development of two-rooted tooth. Diagrammatic mesiodistal sections of lower molar. (A) Beginning of dentin formation at bifurcation. (B) Formation of two roots in progress (Details as shown in Fig. 3.12).

Figuras 2- Desenvolvimento de múltiplas raízes de um dente

Cortesia de GS Kumar. Histologia Oral e Embriologia. 13th Edn. New Delhi. Elseiver2011. p 24-50.

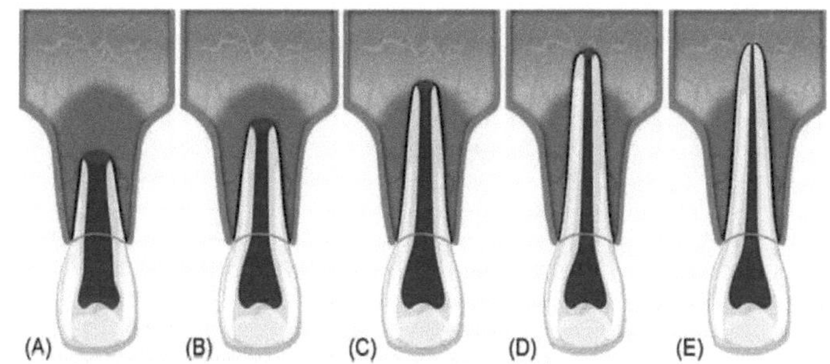

Figura 3- Classificação de Cvek do desenvolvimento radicular

Cortesia- https://www.researchgate.net/figure/Schematic-of-Cveks-stages-of-root-development-A-Group-I-1-2-root-length-B-Group_fig1_320733748

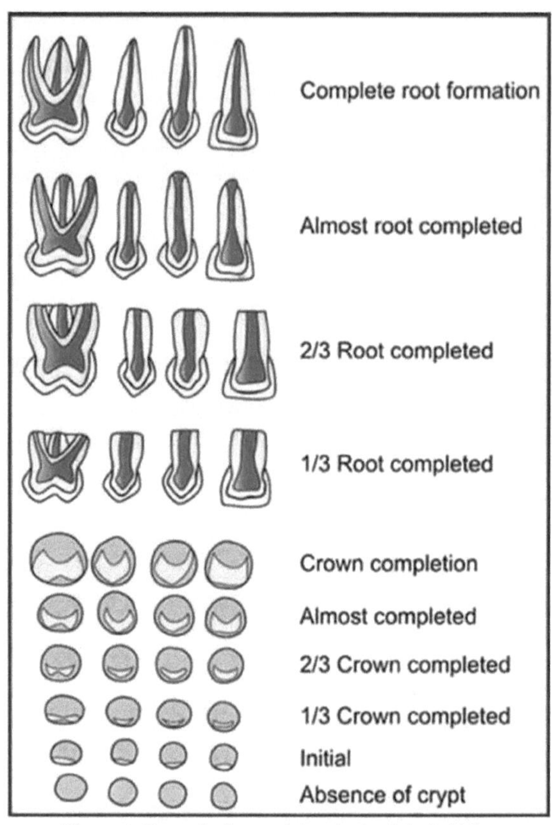

Figura 4- Fases de desenvolvimento dentário de Nolla

Cortesia- https://www.jaypeedigital.com/book/9788184480122/chapter/ch3

Crown

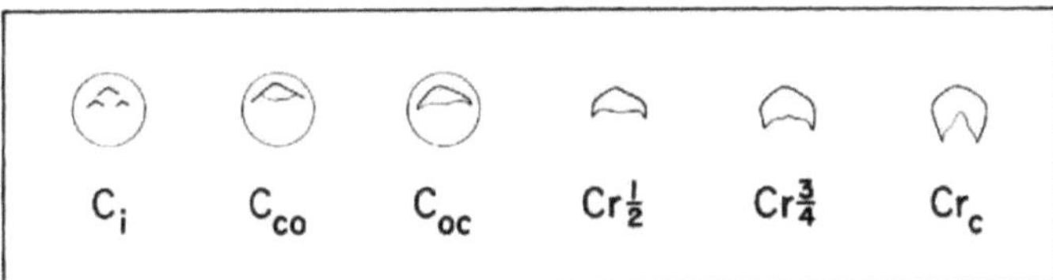

Root

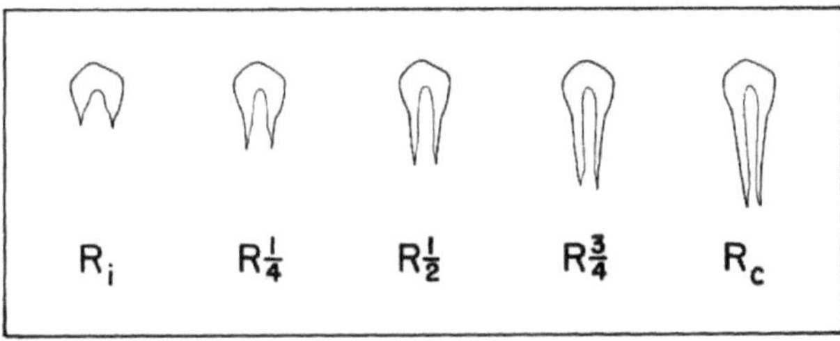

Apex

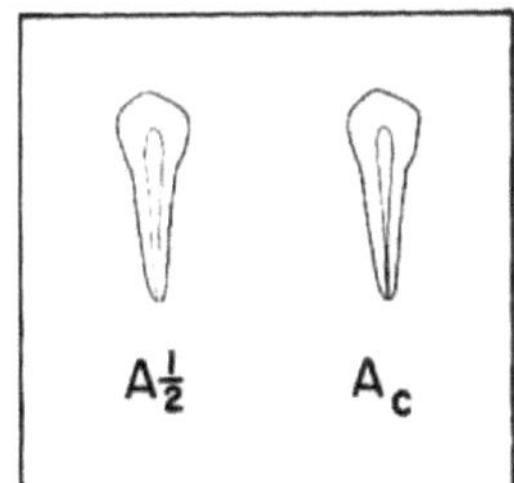

Figura 5- Sistema Moorrees, Fanning e Hunt

A) Desenvolvimento da coroa

B) Desenvolvimento da raiz

C) Desenvolvimento do vértice

Cortesia - Moorrees CF, Fanning EA, Hunt Jr EE. Variação da idade dos estágios de formação de dez dentes permanentes. J Dent Res. 1963;42(6):1490-502

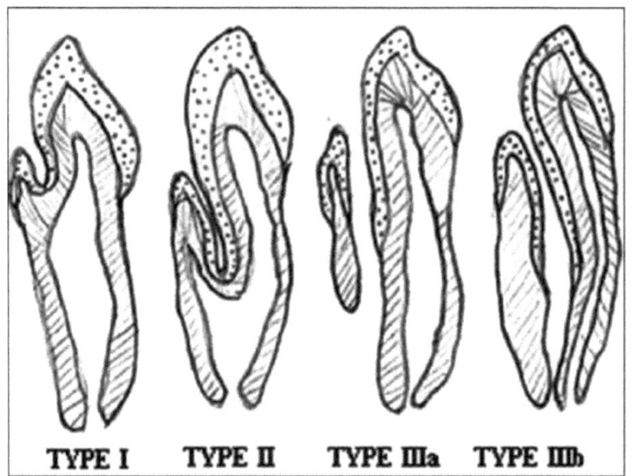

Figura 6-Tipos de Dens invaginatus

Cortesia - Nagaveni NB, Pathak S, Anitha P, Poornima P. Uma visão geral de Dens invaginatus com relato de 2 casos. J Clin Exp Pathol. 2015;5(4):238-43.

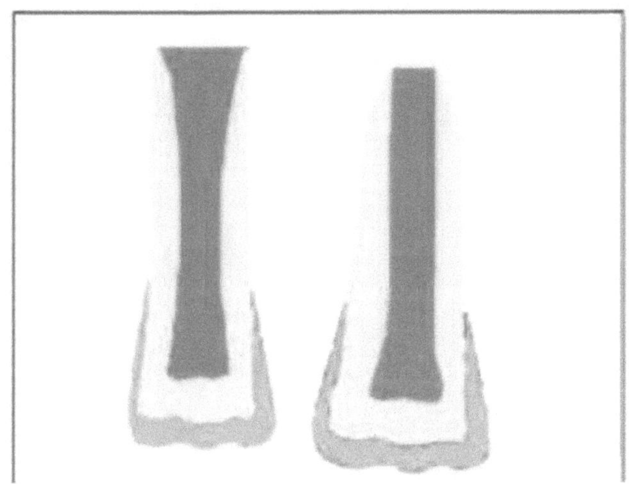

Figura 7 - Canal do bacamarte e não bacamarte

Cortesia- Jadhav K, Vaidya MJ, Hegde V, Kawle S. Management of non-vital immature dentes-Uma revisão. J. Dent. Med. Sci. 2021;20(7):35-40.

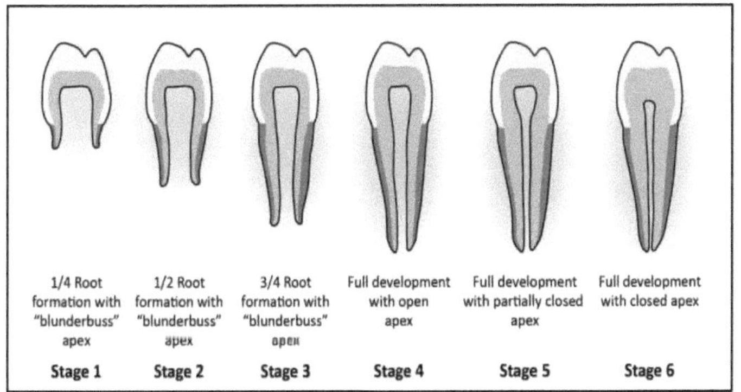

Figura 8- Fases do desenvolvimento dos dentes

Cortesia- https://www.collegeofdiplomates.org/wp-content/uploads/2011/12/Regenerative_Endodontics_Study_Guide.pdf

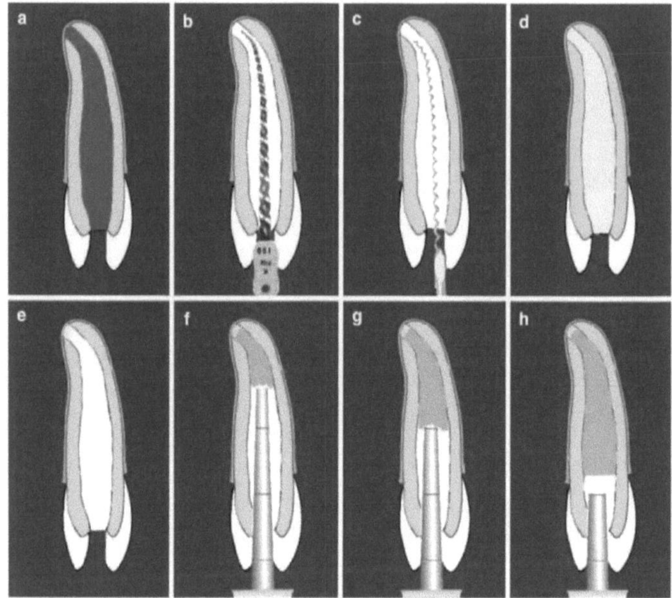

Figura 9- Passos clínicos da apexificação com hidróxido de cálcio

Courtesy- https://link.springer.com/chapter/10.1007/978-3-319-19476-9_9

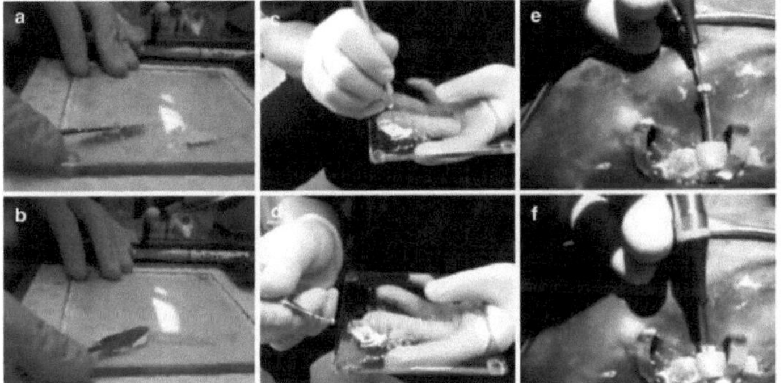

Figura 10- Manipulação do MTA (a,b - mistura do MTA com água esterilizada, c,d - utilização do sistema MAP para transportar o MTA. e,f - colocação do MTA no interior do canal radicular utilizando um suporte adequado)

Courtesy- https://pocketdentistry.com/apexogenesis-apexification-revascularização-e-regeneração-endodôntica/

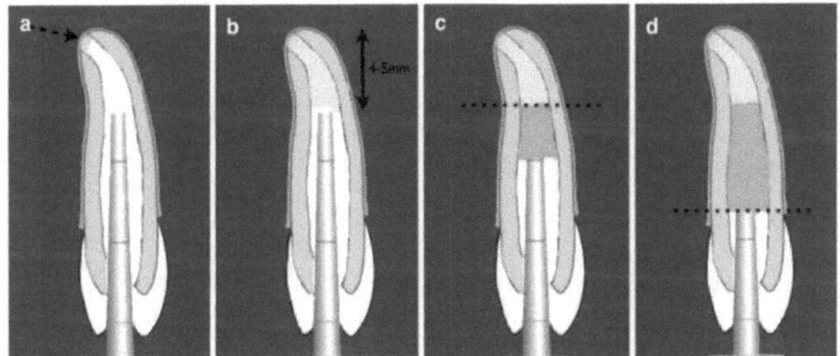

Figura 11- Apicificação num só passo (a-colocação da barreira ofapical. b-plugue de MTA 4-5 mm. c-introdução de guta-percha aquecida usando Obtura, d-preenchimento até ao nível da junção cemento-esmalte).

Courtesy- https://link.springer.com/chapter/10.1007/978-3-319-19476-9_9

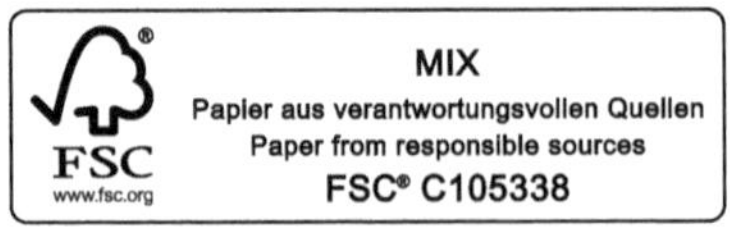

Printed by Books on Demand GmbH, Norderstedt / Germany